AF403880

LEÇONS

SUR L'APPLICATION DE L'OPHTHALMOSCOPE

AU DIAGNOSTIC

DES

MALADIES DE L'ŒIL

LEÇONS

L'APPLICATION DE L'OPHTHALMOSCOPE

AU DIAGNOSTIC

DES

MALADIES DE L'ŒIL

PAR

E. FOLLIN

PROFESSEUR AGRÉGÉ A LA FACULTÉ DE MÉDECINE, CHIRURGIEN DES HOPITAUX,
MEMBRE DE LA SOCIÉTÉ DE CHIRURGIE

FAITES A LA CLINIQUE CHIRURGICALE DE LA CHARITÉ
(Vacances de 1858 — Suppléance de M. le Professeur VELPEAU)

RECUEILLIES ET PUBLIÉES

PAR LE DOCTEUR DOUMIC.

PARIS

CHEZ L. LECLERC, LIBRAIRE-ÉDITEUR

RUE DE L'ÉCOLE-DE-MÉDECINE, 14.

1859

A M. VELPEAU,

MEMBRE DE L'INSTITUT,

Professeur de Clinique chirurgicale à la Faculté de Médecine, etc., etc.

MON CHER MAÎTRE.

Permettez-moi de placer votre nom en tête de cet opuscule. Je veux ainsi rendre hommage à l'influence heureuse que vos écrits et vos leçons ont eue sur les progrès de l'ophthalmologie et en même temps exprimer le sentiment de vive reconnaissance qui unit le disciple au maître.

Il y a quelques années vous donniez une base nouvelle à l'histoire des ophthalmies en y introduisant la doctrine si vraie des localisations anatomiques. Les recherches entreprises avec l'ophthalmoscope continuent votre œuvre et sortent l'histoire des amauroses du chaos des hypothèses en faisant pour la pathologie des membranes profondes de l'œil ce que vous avez fait naguère pour la pathologie des membranes superficielles.

Veuillez agréer, mon cher maître, l'assurance de mes sentiments très dévoués.

E. FOLLIN.

LEÇONS

SUR L'APPLICATION DE L'OPHTHALMOSCOPE

AU DIAGNOSTIC

DES

MALADIES DE L'ŒIL

PREMIÈRE LEÇON.

SOMMAIRE.

De l'utilité des recherches faites avec l'ophthalmoscope. — But de ces leçons. Miroitage de l'œil chez les animaux à tapis. — Expériences de Méry et de de la Hire. — Miroitage nul dans l'œil humain à l'état normal. — Conditions pathologiques qui font miroiter l'œil de l'homme. — Du miroitage artificiel de l'œil. — Travaux de Cumming, Brücke, Kussmaul. — Découverte de Helmholtz. — Pourquoi le fond de l'œil est-il obscur ? — Ophthalmoscope de Helmholtz. — Principales différences des autres ophthalmoscopes selon: *a,* la disposition du miroir ; *b,* l'emploi des lentilles bi-concaves ou bi-convexes; théorie physique de l'ophthalmoscope; *c,* le mode de support ; *d,* les appareils accessoires (instruments pour fixer la tête du malade, micromètre, etc).

MESSIEURS,

Il y a quelques années, le diagnostic des maladies profondes de l'œil était encore d'une extrême difficulté et les chirurgiens réunissaient sous le nom peu compromettant d'*amaurose* des affections bien distinctes par leur origine, par leur gravité, par leurs symptômes. Les lésions de la choroïde, de la

1

rétine, du corps vitré, échappaient le plus souvent à un examen direct et l'on n'arrivait à les reconnaître vaguement qu'en interrogeant quelques troubles fonctionnels ou des signes physiques d'une valeur contestable. Tandis que, dans l'étude d'un grand nombre d'affections l'exploration physique tenait le premier rang, dans celle de quelques maladies internes de l'œil nous en étions complétement privés.

Cet état de choses, Messieurs, n'existe plus aujourd'hui, car nous connaissons le moyen d'éclairer très facilement toute la cavité oculaire. Cette ingénieuse découverte due à l'esprit inventif de **M. Helmholtz**, professeur de physiologie à **Heidelberg,** a fait une véritable révolution dans l'étude des maladies qui atteignent les membranes et les milieux profonds de l'organe de la vision. C'est une des plus curieuses et des plus utiles applications de la physique à la médecine, et, quand vous en comprendrez le mécanisme si simple, vous vous étonnerez sans doute avec moi qu'elle n'ait pas été faite depuis longtemps.

Mais, malgré l'intérêt qui s'attache aux études entreprises avec l'ophthalmoscope, il faut avouer que la pratique de cet instrument n'est point encore familière à un grand nombre de médecins français ; quelques personnes croient même qu'on voit par ce moyen une foule de choses fantastiques, et elles seront sans doute surprises de m'entendre dire que les plus belles planches de nos atlas coloriés d'anatomie ne montrent pas mieux que l'ophthalmoscope les vaisseaux de la rétine. Quelques difficultés dans ce mode d'exploration physique de l'œil ont sans doute empêché qu'il devînt plus populaire parmi nous ; mais vous arriverez si promptement à vaincre ces difficultés qu'elles ne peuvent être un obstacle à l'emploi d'un moyen si sûr pour le diagnostic des maladies profondes de l'œil.

Il y a peut-être quelque autre cause qui empêche ce procédé de diagnostic de se répandre davantage en France ;

c'est qu'il manque à ceux qui commencent ces études ophthalmoscopiques un exposé succinct et clair de l'état de la
science dans cette partie de l'oculistique ; tandis qu'il existe
en Allemagne un grand nombre de dissertations sur ce sujet,
chez nous on ne trouve que quelques travaux incomplets ou
peu accessibles à la majorité des étudiants.

C'est dans cet état de choses que j'ai songé à vous faire
quelques leçons pour vous initier à la pratique de l'ophthalmoscope et vous exposer les principaux résultats que cet
instrument a donnés. Je dégagerai le plus possible ces résultats
des hypothèses de l'interprétation et je chercherai à vous montrer rapidement ce qui ressort de plus vrai, de plus utile,
de plus curieux, des examens ophthalmoscopiques auxquels
on a déjà soumis des milliers de malades. Car je désire que
ces leçons servent de guide à ceux qui commenceront à
étudier l'œil avec l'ophthalmoscope.

Mais tout en vous initiant à un procédé d'examen qui
permet de faire le diagnostic anatomique d'une choroïdite
avec autant de certitude que celui d'une kératite, je ne vous
cacherai pas les *desiderata* de la science sur ce point de la
pathologie oculaire. Il y a là, comme dans toutes les sciences
physiques, des points douteux qui appellent des éclaircisse-
ments ; il faut vous les signaler en vous faisant remarquer
toutefois qu'ils n'ôtent rien à la valeur intrinsèque de l'instrument dont nous parlons. Tous ceux qui se servent de
l'ophthalmoscope verront dans un cas donné les mêmes
images, il leur arrivera seulement de les interpréter d'une
façon différente : là est le doute. Mais, dans quelques années,
l'anatomie pathologique dissipera tous ces nuages et rendra
aux études ophthalmoscopiques les mêmes services qu'elle a
rendus naguère aux recherches sur l'auscultation. Elle ne
tardera pas à nous montrer que certains signes ophthalmoscopiques traduisent des lésions bien déterminées, toujours
identiques, et ainsi se compléteront l'une par l'autre, l'étude

sur le cadavre et celle sur le vivant. Aussi je ne saurais trop recommander à ceux d'entre vous qui s'intéressent à ces études, de ne laisser échapper aucune occasion de faire l'examen anatomique des yeux qu'ils auront examinés à l'ophthalmoscope. Déjà quelques personnes sont entrées dans cette voie et nous leur devons de très bonnes et très utiles dissertations.

Il résulte de ces derniers travaux, Messieurs, un certain nombre de faits sur lesquels le doute n'est plus permis ; la concordance des signes ophthalmoscopiques et des recherches anatomo-pathologiques a conduit à des démonstrations aussi certaines que celles qui nous sont fournies par les moyens les plus sûrs de l'exploration physique des organes.

Mais, avant de vous exposer ces résultats, je veux vous retracer en quelques mots l'historique de l'intéressant sujet qui nous occupe. Cela servira à vous montrer qu'au moment où M. Helmholtz s'occupa de cette question, les tentatives faites pour éclairer l'œil étaient peu satisfaisantes. On avait fait plus de théories que d'observations sérieuses ; cependant cette question semblait à l'ordre du jour parmi quelques physiologistes étrangers. Mais, il faut le proclamer de suite, le professeur de Heidelberg est arrivé de la façon la plus scientifique et la plus personnelle à la découverte qui immortalisera son nom.

C'est sur les animaux que les premières tentatives pour voir l'intérieur de l'œil ont été faites, et il est facile de comprendre pourquoi l'attention des physiologistes a d'abord été attirée de ce côté. Vous savez tous, en effet, que, si chez l'homme à l'état normal le fond de l'œil est dans une obscurité parfaite, il n'en est plus de même chez un certain nombre d'animaux dont l'œil, muni d'un tapis, miroite souvent d'une façon éclatante.

On avait admis d'abord que ce miroitage était une fonction propre à l'animal qui, sous l'influence de quelque excitation, pouvait émettre des rayons lumineux. Cette explication qui ne tient aucun compte des conditions physiques par lesquelles l'œil peut être éclairé, n'est plus acceptée aujourd'hui.

Dès 1810, Prevost (1), de Genève, a démontré de la façon la plus péremptoire que le miroitage de l'œil chez certains animaux n'a lieu que par la réflexion d'une certaine quantité de lumière venue du dehors, mais qui échappe à l'observateur. Ce curieux phénomène a été depuis lors étudié par un grand nombre de physiologistes et tous s'accordent sur ce point capital que le miroitage ne se produit pas dans une obscurité absolue et tient seulement à la réflexion de rayons lumineux qui viennent frapper la rétine. Il y a peut-être dans l'accommodation de l'œil des conditions plus ou moins favorables à la production de ce phénomène et Hassenstein (2) a même établi que ce miroitage était favorisé par une diminution de l'axe antéro-postérieur de l'œil sous l'influence de l'action musculaire. Mais, quoi qu'il en soit, l'œil ne produit pas de la lumière, il renvoie celle qu'il a reçue. C'est là un fait acquis à la science et que nous pourrons utiliser plus tard.

Si vous pouvez apercevoir chez les animaux à tapis le reflet miroitant de l'œil, vous ne distinguez pas bien les détails de la rétine. Pour atteindre ce but, il faut modifier un peu la réfraction des rayons lumineux qui sortent de l'œil. C'est ce que fit Méry (3) dans des expériences qui datent du commencement du dernier siècle. Il plaça la tête d'un chat sous l'eau, observa distinctement la couleur du fond de l'œil et vit très bien les vaisseaux sanguins qui s'y ramifiaient.

(1) *Bibliothèque britannique*, t. **xlv**, 1810.

(2) *Commentatio de luce ex quorumdam animalium oculis prodeunte*, etc., Iéna, 1836.

(3) *Histoire de l'Académie royale des Sciences*, 1704, p. 107.

De La Hire (1) répétait cinq ans plus tard la même expérience et constatait les mêmes phénomènes. Son travail, à côté d'une simple indication du fait, renferme un trop grand nombre d'hypothèses dont je ne vous entretiendrai pas.

Mais ces expériences déjà fort anciennes n'ont conduit à aucun résultat applicable à l'homme et c'est à titre de curiosité historique que je les rappelle ici.

L'œil humain ne renvoie pas normalement, comme l'œil de quelques animaux, des rayons lumineux, et c'est seulement dans certaines conditions pathologiques qu'on le voit miroiter. Ainsi l'on s'est depuis longtemps aperçu que dans certaines tumeurs profondes de l'œil, comme le cancer ou le décollement de la rétine, on pouvait distinguer, quoique d'une façon confuse, certains détails qui ne se voient pas dans l'état normal des parties. L'absence d'iris produit aussi des résultats analogues comme Beer (2) l'a mentionné déjà depuis longtemps; mais il faut pour cela que l'observateur regarde l'œil observé presque parallèlement aux rayons lumineux qui tombent sur l'œil. Delà à la découverte de l'ophthalmoscope, il n'y avait qu'un pas, mais on resta longtemps avant de le franchir.

Vous savez tous, Messieurs, que les découvertes les plus originales sont quelquefois préparées par un certain travail des esprits dirigés vers un but commun; celle de M. Helmholtz fut dans ce cas; car, à l'époque où il publia son premier travail (3), quelques physiologistes marchaient déjà dans la même voie que lui. Ainsi, à une année de distance, M. Cumming (4) et M. Brücke (5) donnaient sur le miroitage

(1) *Histoire de l'Académie Royale des Sciences*, Année 1709, p. 119.

(2) *Hecker's Annalen*. T. 1, p. 373, 1839.

(3) *Beschreibung eines Augenspiegels zur Beobachtung der Netzhaut im lebenden Auge*. Berlin, 1851.

(4) *Medico-chirurgical Transactions*. T. XXIX, p. 284.

(5) *Müller's Archiv. für Anatomie, etc.*, 1847, p. 225.

artificiel de l'œil humain des indications précieuses et qui
pouvaient être utilisées. Ils établissaient qu'on pouvait faire
miroiter l'œil en regardant parallèlement à des rayons lumineux qui viennent frapper cet organe chez l'individu qu'on
examine. Ce résultat est obtenu en plaçant au niveau de l'œil
que l'on observe et à une distance de 8 à 10 pieds la flamme
d'une bougie, et en regardant la pupille au-dessus d'un
écran placé aussi sur le même niveau que cette flamme.
Les pupilles brillent alors d'un éclat rougeâtre surtout si l'on
a soin de varier les mouvements de l'œil. Mais cette expérience, quelque curieuse qu'elle soit, ne peut être aujour-
d'hui d'aucune utilité pratique. Le moindre déplacement
dans la position des parties suffit à empêcher le miroitage et
en tout cas on ne distingue que d'une façon confuse la surface profonde de l'œil.

A peu près à la même époque, parut un travail de M. Kussmaul, (1) *sur les apparences colorées du fond de l'œil
humain.* Cette réponse à une question de prix proposée par
la Faculté de médecine de Heidelberg fut le premier travail
où l'on essaya d'expliquer pourquoi le fond de l'œil paraît
ordinairement noir, et quoique cette explication ne soit
pas tout à fait satisfaisante, on doit savoir gré à l'auteur
d'avoir bien posé les termes de la question. Vous trouverez
dans ce Mémoire quelques expériences pour démontrer l'influence des milieux réfringents sur la visibilité du fond de
l'œil. Ainsi M. Kussmaul enlève la cornée d'un œil de mouton et
s'aperçoit que le fond de l'œil est encore noir; mais, dès que le
cristallin est extrait, il voit la rétine et ses vaisseaux. Quand
il soustrait une certaine quantité de l'humeur vitrée, la
position de la rétine change par rapport au foyer du cris-

____

(1) *Die Farbenerscheinungen im Grunde des menschlichen Auges*,
Heidelberg, 1845.

tallin et cette membrane se laisse mieux distinguer. Ces expériences lui servent à expliquer pourquoi l'on aperçoit l'entrée du nerf optique chez des vieillards très presbytes, chez des individus atteints d'une atrophie du globe oculaire, ou chez ceux dont la rétine est augmentée de volume , poussée en avant par quelque épanchement sous-rétinien ou devenue le siége d'un dépôt encéphaloïde.

Le travail de M. Kussmaul est rempli de faits intéressants et je ne devais pas l'oublier en mentionnant les diverses publications qui ont précédé le mémoire déjà cité de M. Helmholtz.

Une simple, mais très curieuse observation du docteur Von Erlach doit aussi trouver place ici, car elle rentre dans cette série de recherches qui ont pour ainsi dire, préparé la découverte de l'ophthalmoscope. Ce médecin porte des lunettes et plus d'une fois il avait remarqué qu'il voyait miroiter le fond de l'œil des personnes placées près de lui lorsque celles-ci regardaient l'image d'une flamme réfléchie par les verres de ses lunettes. M. Von Erlach se trouvait ainsi justement placé dans les conditions essentielles que l'on recherche pour bien éclairer les yeux que l'on veut examiner.

Voilà, Messieurs, quels matériaux la science possédait sur l'éclairage artificiel de l'œil lorsque M. Helmholtz se mit de nouveau à étudier la question ; c'était une masse de faits isolés, souvent difficiles à reproduire et peu applicables à la la recherche des phénomènes normaux ou pathologiques qui se passent au fond de l'œil.

Le travail du professeur de Heidelberg posa nettement les conditions du problème et en donna de suite une solution très satisfaisante. Ainsi nous eûmes du même coup un appareil qui permettait d'éclairer le fond de l'œil, la théorie physique la plus exacte de ce phénomène , et la notion parfaite des principaux détails qu'on observe dans l'œil normal.

M. Wharton Jones (1) assure que M. Babbage, son compatriote, lui a montré sept ans avant la découverte de M. Helmholtz, un instrument pour examiner le fond de l'œil, une sorte de miroir dépourvu d'argenture à son centre. Mais nous ne pouvons pas accueillir une priorité qui ne s'appuie que sur une simple assertion verbale.

Avant de chercher à produire l'éclairage des milieux profonds de l'œil, M. Helmholtz s'est demandé pourquoi la pupille était noire? — Il faut, Messieurs, nous arrêter un instant sur ce point délicat de la physiologie de l'œil, car, si vous en comprenez bien tous les détails, vous saurez déjà quelles sont les principales conditions nécessaires à l'éclairage de cet organe.

L'obscurité qui cache le fond de l'œil tient à plusieurs causes qui sont loin d'avoir toutes une égale influence sur ce phénomène, mais que je dois cependant vous faire connaître. Le resserrement de la pupille, en arrêtant une assez grande quantité des rayons lumineux qui viennent frapper l'œil, contribue un peu à rendre noir le fond du globe oculaire; mais c'est une cause dont l'influence est minime: vous devez cependant tirer de ce fait cette conséquence que, dans l'examen ophthalmoscopique, il faut largement dilater la pupille à l'aide des préparations mydriatiques. La couche pigmentaire de la choroïde et de l'iris, en absorbant quelques-uns des rayons lumineux qui entrent dans l'œil, nuit aussi au miroitage de cet organe. Examinez l'œil d'un albinos, il vous sera facile de reconnaître qu'il n'est pas aussi noir que l'œil d'un individu normal, c'est que la lumière y pénétre à travers la sclérotique, à travers l'iris, etc., sans être arrêtée par un écran noir sous-jacent.

Mais tout cela, Messieurs, ne peut suffire à expliquer

____

(1) *Archives de médec.* 1854, tome II.

complétement pourquoi la pupille paraît noire dans les conditions normales de l'œil. Certes la dilatation de la pupille, l'absence du pigment, peuvent changer un peu la teinte du fond de l'œil ; mais il faut chercher ailleurs l'explication du fait qui nous occupe maintenant. M. Helmholtz a eu le mérite de donner cette explication sur laquelle je veux bien fixer votre attention au début de ces leçons. Prenez un faisceau lumineux émanant d'un foyer placé à la distance de la vision distincte ; il viendra, après avoir subi une série de réfractions dans les milieux dioptriques de l'œil, faire foyer sur la rétine ; puis, après avoir éclairé un certain point de cette membrane, il sortira de nouveau de l'œil en parcourant en sens inverse le trajet qu'il a suivi pour y pénétrer. Pour bien voir le point de la rétine éclairé par ce faisceau lumineux, il faudrait placer notre œil sur le trajet de ce dernier ; mais cette position aurait alors pour résultat de l'intercepter complétement et de ne fournir à l'œil de l'observé que la lumière émergeant de l'œil de l'observateur lui-même. Il est évident que dans cette position l'œil de l'observé recevra une trop petite quantité de lumière pour que le fond puisse en être sensiblement éclairé.

Après s'être bien rendu compte de la cause qui nous rend obscur le fond de l'œil, M. Helmholtz a nettement compris les conditions qu'il fallait remplir pour faire briller cet organe. C'était de disposer les choses de façon qu'on pût regarder dans l'œil à observer suivant la même direction que celle suivie par la lumière incidente sur la rétine de cet œil, et sans l'intercepter.

L'ophthalmoscope construit d'après ces principes par M. Helmholtz consiste dans un petit cube métallique noirci à son intérieur, dont l'une des extrémités obliquement coupée supporte sous un angle de 58° trois plaques rectangulaires de verre transparent à surfaces parallèles , et dont l'autre, munie d'un diaphragme, est disposée pour recevoir des verres concaves ou convexes. — Cet appareil est pourvu d'un manche et facile à tenir à la main.

Il faut, pour éclairer l'œil avec cet instrument, diriger les plaques de verre transparent du côté d'un foyer de lumière placé près du malade et au niveau de son œil; les rayons lumineux qui viennent frapper ce verre seront réfléchis dans l'intérieur de l'œil, et de là ils reviendront, comme je vous l'ai déjà dit, suivant le même trajet. Ils traverseront alors le verre transparent pour arriver dans la direction de l'œil qui regarde à l'extrémité ouverte de l'appareil. On dispose de ce côté une lentille bi-concave qui facilite la vision distincte de la surface rétinienne.

Cet instrument qui, pour des raisons que j'indiquerai plus loin, ne donne qu'un éclairage assez faible, n'est plus en usage parmi les médecins; cependant j'ai voulu le décrire, car c'est chose curieuse de savoir comment ont commencé les ophthalmoscopes.

Mais je n'ai pas maintenant l'intention de vous parler des nombreux miroirs oculaires qui ornent les vitrines des opticiens. Ce serait là un enseignement assez fastidieux et presque sans utilité pour vous.

Pourtant je dois vous indiquer rapidement les principales dispositions que vous rencontrerez dans la construction des ophthalmoscopes : cela vous prouvera qu'on peut arriver au même but, l'éclairage de l'œil, par un grand nombre de procédés différents; vous retirerez également de cette étude l'entière conviction qu'on voit le fond de l'œil aussi bien avec le plus simple qu'avec le plus compliqué de ces instruments.

Les principales différences dans la construction des ophthalmoscopes consistent dans :

1° La disposition du miroir pour l'éclairage de l'œil;

2° L'emploi de lentilles bi-concaves ou bi-convexes destinées à modifier la direction des rayons lumineux.

3º La fixité ou la mobilité de l'appareil ;

4º Enfin dans quelques détails accessoires pour immobiliser la tête du malade, prendre des mesures sur la rétine, etc.

1º On s'est servi, pour éclairer l'œil, de plaques de verre transparent et à surfaces parallèles, de miroirs étamés plans, perforés à leur centre, de prismes, de miroirs convexes, mais surtout de miroirs concaves à trou central ou à trous latéraux, et d'un foyer variable.

Vous savez déjà que M. Helmholtz employa le premier, pour éclairer l'œil, des verres plans et transparents ; il avait superposé les unes aux autres trois lamelles de verre, de façon à augmenter ainsi la puissance réfléchissante du miroir que traversaient aussi les rayons lumineux renvoyés par la rétine observée sur l'œil de l'observateur. Mais cet ophthalmoscope ne donne pas un éclairage suffisant pour bien distinguer tous les détails morbides du fond de l'œil, car, d'une part beaucoup de rayons traversent les lames de verre et ne sont pas renvoyés vers l'œil, d'autre part, les rayons réfléchis vers l'œil, n'étant pas rendus convergents, il n'y en a qu'une faible quantité qui tombe sur le champ de la pupille et arrive à la rétine. Cela, joint à quelques autres difficultés dans l'emploi de l'appareil, l'a fait abandonner à peu près complétement par les médecins.

Peu de temps après la découverte de M. Helmholtz, je me suis occupé de cette question avec un très habile opticien, M. Nachet fils, et nous avons conseillé, pour rendre l'éclairage plus intense, de placer entre la flamme et la surface du miroir plan une lentille bi-convexe qui fasse converger sur ce dernier point une plus grande masse de rayons lumineux (1). L'ophthalmoscope que nous avons construit dans ce but remplit bien la plupart des indications ; il est fixé sur un support et peut s'adapter facilement à l'œil à observer. Si je

(1) *Mémoires de la Société de Chirurgie*, tome III, page 377.

ne l'emploie pas d'habitude, c'est qu'il est assez volumineux et dans un certain nombre de cas d'un éclairage encore insuffisant.

Dans quelques ophthalmoscopes, le miroir est formé par une plaque de verre étamée et percée d'un trou à son centre. M. Coccius dispose à côté de cette glace une lentille bi-convexe qui fait aussi converger sur le miroir plan un cône de rayons lumineux.

Dans d'autres instruments, la lumière est renvoyée dans l'œil par la surface hypothénusienne d'un prisme perforé : telle est la disposition de l'ophthalmoscope de M. Meyerstein.

Vous trouverez encore des ophthalmoscopes formés par une lentille étamée et perforée, ou bien par un miroir convexe. Mais ces ophthalmoscopes prismatiques ou convexes n'ont pas fait fortune, parce qu'ils ne renvoient pas une lumière assez intense, et nous ne nous en servons jamais.

Le procédé d'éclairage le plus fréquemment adopté est celui qu'on obtient avec un miroir concave. Un grand nombre d'ophthalmoscopes sont munis de ce miroir et l'on peut dire qu'on réalise ainsi un éclairage très régulier et très suffisant du fond de l'œil. L'ophthalmoscope dont je me sers habituellement est formé d'un miroir concave de 5 centimètres d'ouverture, dépourvu d'argenture à son centre, et dont la longueur focale est de 16 centimètres environ. Ce miroir est supporté par un manche en ivoire et muni en arrière d'un petit anneau qui permet de placer derrière le point transparent du miroir une série de verres convexes ou concaves.

L'habitude d'employer toujours un même instrument conduit parfois à en exagérer les qualités, mais je ne cède pas à ce sentiment en vous disant qu'un ophthalmoscope construit dans ces conditions me paraît préférable à la plupart de ceux qui existent. Il donne une lumière très convenable et par l'étendue de son foyer il permet de se placer à une assez grande distance du malade ; il n'est point métallique et partant ne s'altère pas sous l'influence de la moindre humidité. Enfin il est d'un maniement commode et d'un prix peu élevé. Toutefois je m'empresse de vous dire qu'avec une certaine habitude on arrive à bien voir avec presque tous les ophthalmoscopes qui réalisent les conditions d'éclairage que j'ai énumérées plus haut.

2º Ce qu'il importe de bien connaître après la disposition des différents miroirs, c'est l'ensemble des moyens à l'aide desquels on change dans les ophthalmoscopes la direction des rayons lumineux. On arrive à ce résultat par des lentilles bi-convexes et par des lentilles bi-concaves. De là viennent plusieurs procédés pour éclairer la surface de la rétine, et nous allons d'abord essayer de vous en faire comprendre la théorie.

Nous touchons ici, Messieurs, à un problème de physique fort compliqué et je ne l'aborderais pas devant vous si, avec une obligeance dont je ne saurais trop le remercier, M. le professeur Gavarret ne m'avait pas fourni sur ces difficiles questions des renseignements précieux et que je m'empresserai d'utiliser.

Le problème de l'éclairage du fond de l'œil avec l'ophthalmoscope se divise en plusieurs problèmes secondaires, suivant que l'on examine l'œil avec le miroir seul, ou aidé d'une lentille bi-convexe ou bi-concave ; la marche des rayons lumineux est puissamment modifiée par l'emploi des verres convergents ou divergents, aussi faut-il étudier séparément ces différents points de la question.

— 1º *Examen de l'œil avec le Miroir oculaire seul* (Miroir concave de 16 centimètres de foyer).

C'est là, Messieurs, le cas le plus simple. Vous projetez dans l'œil une certaine quantité de rayons lumineux qui vont de suite éclairer la surface rétinienne ; mais deux cas peuvent se présenter ici : tantôt l'image de la lampe vient se faire sur la rétine comme sur un écran, et vous l'apercevez à l'état renversé, comme cela est facile à comprendre, ou bien, et cette condition est préférable, le foyer se fait au delà de la rétine et une plus grande largeur de cette membrane est éclairée par un cercle de diffusion. Quoi qu'il en soit, il est facile, pour la démonstration physique du problème, de ne tenir compte ni du foyer originel de la lumière, ni de la présence du miroir. La rétine ne se conduit pas comme un miroir mais comme une surface dépolie qui diffuse dans toutes les directions la lumière qu'elle reçoit. Dès lors une certaine étendue de la rétine étant éclairée, elle devient un nouveau centre lumineux qui rayonne vers l'extérieur à travers les milieux réfringents de l'œil.

Il en résulte que les rayons lumineux (Pl. I, fig. 2) émanés de la surface *ab* éclairée de la rétine vont faire foyer au point de la vision distincte de l'œil observé, c'est-à-dire à une distance qui varie de 5 à 45 centimètres suivant les divers degrés de myopie, ou de presbytie ; l'image *a' b'* ainsi formée du fond de l'œil est réelle, renversée et agrandie. Pour voir nettement cette image aérienne de la rétine éclairée, l'observateur devra se placer sur le trajet des rayons lumineux et à une distance de cette image égale à celle de sa vision distincte. Mais l'impression que l'on reçoit ainsi est dépourvue de netteté, elle est un peu vague, et il n'est guère possible de s'en servir pour le diagnostic ophthalmoscopique. Il devenait donc nécessaire de modifier l'ophthalmoscope de manière à donner de la netteté à l'image formée sur le fond de l'œil de l'observateur lui-même et qui lui sert à juger de l'état de la rétine observée. A cet effet, on a employé soit des lentilles bi-convexes, soit des lentilles bi-concaves ; on a même associé ces deux ordres d'appareils dioptriques.

2º *Emploi des lentilles bi-convexes.* — On peut, Messieurs, employer les verres bi-convexes de deux manières différentes :

Dans un premier cas, on place immédiatement contre l'œil observé une lentille bi-convexe. Comment agira-t-elle? Messieurs, la chose est facile à comprendre : elle rapprochera de l'œil du malade l'image réelle aérienne et renversée de la rétine; en même temps elle la rapetissera, la rendra plus nette, et de la sorte l'observation en deviendra plus facile.

Suivez sur cette figure (Pl. I, fig. 3) la marche des rayons lumineux, et vous comprendrez mieux l'action de cette lentille : soit ab une surface éclairée de la rétine de l'œil observé A; les rayons lumineux qui en sortent iraient faire leur foyer en $a'b'$, si l'on ne plaçait pas sur leur trajet une lentille convergente. Mais, si l'on place à une petite distance de l'œil une lentille D, elle agira pour faire converger les rayons lumineux, et les rayons qui partent du point a, au lieu d'aller converger en a', convergeront à une distance plus rapprochée de l'œil, en a''; il en sera de même de b, b', b'', et l'image $a''b''$, renversée comme $a'b'$, plus petite et plus nette, sera vue directement par l'observateur B placé derrière cette image et regardant à travers le trou du miroir C.

Il est, Messieurs, une autre façon de se servir d'une lentille bi-convexe, c'est de l'employer à titre de loupe pour examiner soit l'image primitive qu'on obtient avec le miroir seul, soit l'image rendue plus convergente et plus nette à l'aide d'un premier verre convexe. Vous devrez, dans ce but, tâtonner un peu pour disposer vos lentilles, car dans les deux cas il faudra que les images, soit $a'b'$, soit $a''b''$, tombent entre le foyer principal de la loupe et sa surface. C'est la condition fondamentale pour qu'une lentille bi-convexe fasse office de loupe. Dans ce cas l'image perçue restera renversée par rapport au fond de l'œil et sera agrandie par rapport à l'image aérienne primitive.

Quelques observateurs ne se servent que d'une lentille faisant office de loupe par rapport à l'image aérienne fournie par l'œil tout seul. Ce mode d'observation nous a toujours paru ne donner qu'une sensation trop confuse pour conduire à un bon diagnostic.

Ce sont là des variantes du procédé que l'on désigne sous le nom de *procédé par l'image renversée;* mais on ne voit pas également bien dans tous les cas et je dois vous indiquer à cet égard ce que l'expérience nous apprend à préférer.

L'application d'une lentille bi-convexe à une distance assez rapprochée de l'œil observé me paraît un très bon mode d'examen; je me sers toujours à cet effet d'une loupe qui a 5 centimètres de foyer; l'image rétinienne est très nette et facile à observer en changeant un peu la lentille de place.

L'ophthalmoscope de **M. Ruete** est composé, outre le miroir, de deux lentilles bi-convexes, dont l'une joue le rôle de loupe pour grossir l'image fournie par l'autre. C'est encore un mode d'examen assez bon, mais il faut être prévenu que ce double système de lentilles convergentes nuit à la clarté des images et exige une parfaite accommodation de l'instrument à l'œil de l'observateur. Le moindre déplacement peut rendre la vision confuse : car il ne suffit pas que l'image de la première lentille vienne se former entre le foyer principal et la surface de la seconde, il faut encore que l'image virtuelle fournie par cette seconde lentille se forme à la distance de la vision distincte de l'observateur.

3° *Emploi des lentilles bi-concaves.* — Il est un autre mode d'examen qu'on désigne sous le nom de *procédé par l'image droite,* et je veux vous le faire connaître, par ce qu'il est assez souvent employé pour étudier avec la plus grande exactitude certains détails de la surface rétinienne. On doit se servir alors d'une lentille bi-concave qu'on place derrière et tout contre le miroir pour que l'œil de l'observateur en soit le plus rapproché possible. Cette lentille et le cristallin de l'observé font alors un système analogue à la lunette de Galilée (lorgnette de spectacle). Soit *a b* (*Pl.* I, *fig.* 4) une certaine surface éclairée de la rétine de l'œil observé

2

A, les rayons lumineux qui en partent vont faire en $a'b'$ une image renversée et agrandie du fond de l'œil. Interposons une lentille biconcave D dont le foyer principal tombe en dedans de $a'b'$, dès lors les rayons lumineux sont rendus divergents; l'image $a'b'$ ne se forme plus; mais nous obtenons en place une image virtuelle redressée et agrandie $a''b''$. Il y a ici deux conditions à remplir pour que l'image virtuelle $a''b''$ se forme, le foyer de la lentille bi-concave D doit toujours se trouver en dedans du point correspondant à l'image $a'b'$; en second lieu, pour que la perception soit nette, il faut modifier la position de la lentille bi-concave D de manière que son image virtuelle $a''b''$ se forme à la distance de la vision distincte de l'observateur lui-même.

Dans le cas de myopie excessive, l'image de la rétine venant se former très près de l'œil du malade, l'observation est quelquefois fort difficile : on peut alors placer contre l'œil observé une lentille bi-concave assez faible pour que son foyer principal tombe au delà de l'image fournie directement par l'œil. L'effet de cette lentille est de reculer l'image rétinienne et de la former à une distance assez grande pour que l'on puisse facilement l'observer avec les divers procédés que nous avons conseillés.

Ce procédé, Messieurs, donne des images très nettes; mais on lui reproche de fatiguer l'œil de l'observateur. Cet inconvénient est certainement plus apparent que réel, car avec un verre bi-concave quelconque on peut toujours, en le plaçant convenablement, obtenir une image virtuelle située à la distance de la vision distincte. Les personnes qui voudront s'exercer à la manœuvre de cette espèce de lunette de Galilée parviendront toujours à se placer dans de bonnes conditions de visibilité sans fatigue de l'œil.

Je viens, Messieurs, de vous exposer les principales conditions à remplir pour examiner l'œil par le *procédé de l'image droite* et par le *procédé de l'image renversée* : il serait peut-être possible de faire encore quelques combinaisons de lentilles pour arriver à distinguer la surface rétinienne; mais elles ne vous conduiraient pas à des résultats plus satisfaisants que les moyens que je vous conseille d'employer.

En résumé, vous pouvez vous servir du miroir oculaire de trois façons différentes:

Dans le premier cas, en vous servant du miroir oculaire seul, vous verrez une image réelle, renversée et agrandie du fond de l'œil et cela peut vous suffire pour examiner les lésions du corps vitré et du cristallin.

Dans le second cas, en employant une lentille bi-convexe, vous obtenez une image réelle et renversée du fond de l'œil, mais cette image est plus petite que la précédente et plus rapprochée de l'œil observé; elle est aussi d'une plus grande netteté et plus facile à voir.

Enfin, dans le troisième cas, vous faites avec la lentille bi-concave et le cristallin une lunette de Galilée qui vous donne une image droite, agrandie et très nette de la surface réti-nienne.

3º Je vous ai dit que les ophthalmoscopes variaient aussi par le mode de support : la plupart de ceux que l'on emploie dans la pratique hospitalière sont supportés par un manche qu'on tient à la main. Mais il existe aussi un certain nombre d'ophthalmoscopes fixes : celui que M. Nachet et moi avions construit naguère était fixé sur un pied; les ophthalmoscopes de MM. Ruete, Donders, Liebreich, sont aussi posés sur une tige immobile; ces deux derniers instruments, celui de M. Liebreich surtout, sont d'un emploi très commode s'il s'agit de montrer à un grand nombre d'élèves l'image ophthalmoscopique, si l'on veut examiner longuement et dans une position bien déterminée à l'avance certaines parties de la rétine, si l'on désire dessiner le fond de l'œil, l'observer à la chambre claire ou bien encore mesurer

quelques points de la surface rétinienne. L'ophthalmoscope
de M. Liebreich permet de fixer aussi la tête du sujet à observer; deux plaques, l'une mentonnière, l'autre frontale,
assujettissent dans ce but la tête du malade.

4º Dans quelques appareils on trouve encore certains détails
accessoires dont je veux vous dire quelques mots : c'est
d'abord une petite tige articulée terminée par un bouton et
annexée à l'instrument ; elle sert à diriger dans divers sens
le regard de l'observé, auquel on ordonne de fixer constamment le bouton terminal de la tige. Ce petit artifice de
l'examen ophthalmoscopique n'est pas sans utilité, car vous
aurez souvent affaire à des individus peu intelligents qui ne
savent pas diriger leur œil en dedans, en haut, etc., mais
qui regardent bien la tige en question.

On peut ajouter à certains ophthalmoscopes fixes une
chambre claire qui permet de dessiner facilement le fond de
l'œil : l'appareil de M. Liebreich est dans ce cas ; on projette
sur le papier l'image rétinienne dont on peut suivre tous les
contours. Il n'y a peut-être pas loin de là à reproduire cette
image par la photographie.

Enfin certains ophthalmoscopes sont munis d'un micromètre composé d'un système d'aiguilles mobiles et faciles à
rapprocher ou à écarter les unes des autres ; ces aiguilles
sont disposées dans le corps de l'instrument de façon à ce
que l'image de leurs pointes se fasse sur la rétine et serve à
mesurer les dimensions des différentes parties de la membrane que l'on examine.

Je vais, pour terminer la partie instrumentale de ce sujet,
vous décrire un ophthalmoscope qui réalise la plupart des
conditions que je viens de vous rappeler. C'est l'appareil de
M. Liebreich avec quelques modifications insignifiantes. Cet
ophthalmoscope assez compliqué ne peut guère servir dans
la pratique habituelle, mais il est indispensable aux méde-

cins qui désirent faire des recherches étendues dans cette
partie de l'oculistique, et il économise beaucoup de temps
à ceux qui veulent montrer à un grand nombre d'élèves,
surtout à des débutants, les images rétiniennes. Il est construit sur les principes du *procédé par l'image renversée.*

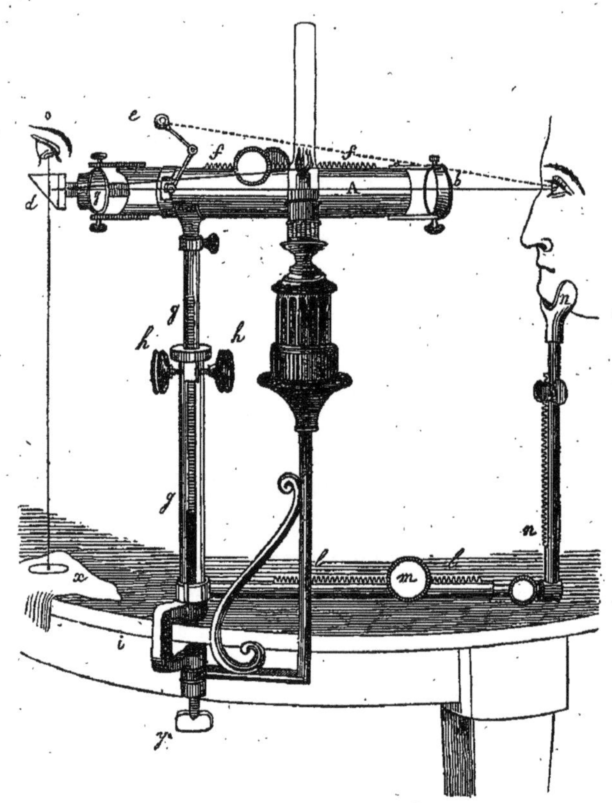

Cet appareil se compose d'un corps A formé par deux
tubes de cuivre qui se meuvent l'un sur l'autre à l'aide de
la crémaillère *ff*. Ces deux tubes à l'intérieur sont noircis,
et, comme un grand nombre d'instruments d'optique, munis

de diaphragmes perforés à leur centre d'un large trou. A l'une des extrémités de ce corps, en *b*, se trouve une lentille bi-convexe, montée sur un cadre en cuivre et mobile sur son axe vertical, à l'aide d'un bouton inférieur ; à l'autre extrémité, on voit un miroir concave de verre étamé partout, excepté à son centre. Ce miroir est également mobile sur un axe vertical, et tout l'ensemble du corps de l'appareil peut tourner sur la tige *gg*.

On peut se servir de plusieurs lentilles d'un foyer variable ; on les place facilement à l'aide d'un système de vis. J'emploie surtout les numéros 4, 6, 9 et 12, et plus particulièrement le numéro 6, qui donne rapidement une vue d'ensemble de la rétine, car avec les numéros 9 et 12 si les détails sont grossis, le champ de l'éclairage est rétréci.

Les deux tubes composant le corps de l'appareil sont supportés par un autre tube qui renferme une tige mobile à l'aide de la crémaillère *g g* que déplacent deux boutons tournants en cuivre *hh*. Cette tige est fixée sur la table *i* par le crochet à vis *y*.

De la partie inférieure de cette tige verticale part une branche horizontale *ll*, sur laquelle vient se fixer une seconde tige verticale *nn*, terminée par une plaque demi-circulaire couverte de cuir et destinée à soutenir doucement le menton du patient.

La tige horizontale *ll* se meut par un système d'écrou *m* pour écarter ou rapprocher le malade de l'appareil et la tige verticale *nn* agit par le même mécanisme pour élever ou abaisser la tête du sujet.

Une lampe placée à une petite distance de l'appareil envoie des rayons lumineux sur le miroir qui les réfléchit, suivant la direction du tube horizontal jusque dans l'œil du malade, dont la tête est appuyée en *n* sur une mentonnière. La lentille *b* modifie, comme nous l'avons dit plus haut, la direction des rayons lumineux. Elle peut, grâce à la crémaillère *ff*, être éloignée ou rapprochée de l'œil observé.

Il est facile de comprendre qu'on possède ainsi un très grand nombre de mouvements pour promener un faisceau de rayons lumineux sur l'œil à examiner. On peut sans changer la position du malade, et à l'aide de quelques tours de vis, éclairer tour à tour les différents points de la rétine. Ainsi la crémaillère *g g* porte la lumière à volonté de haut en bas ou de bas en haut. Le petit bouton qu'on voit à la partie inférieure du miroir permet, en tournant celui-ci, de diriger la lumière soit de gauche à droite, soit de droite à gauche. Enfin, chacun peut, comme dans le microscope, mettre la lentille au point de sa vue distincte. Derrière le miroir nous avons fait disposer un anneau dans lequel on peut engager des lentilles biconvexes ou biconcaves. Enfin sur le côté du miroir qui correspond à la flamme s'élève une lame métallique demi-circulaire qui empêche les rayons lumineux de la lampe de frapper l'œil du chirurgien.

Une petite tige articulée que surmonte le bouton *e*, et qu'un cercle de cuivre fixe sur le corps de l'ophthalmoscope, sert, comme on peut le voir par une ligne ponctuée, à diriger vers un point immobile l'œil du malade. On ordonne au patient de fixer toujours le bouton de la tige, et l'on peut ainsi observer pendant quelques instants un point déterminé de la rétine. Si l'on place le bouton en haut et en dedans de l'œil observé on découvre alors la papille du nerf optique qu'on peut sans peine montrer à de nombreux élèves. J'ai l'habitude, en examinant un œil, d'imprimer à la tige un mouvement circulaire pendant que le malade suit du regard le bouton qui la termine. J'explore ainsi très facilement et très promptement les différents points de la rétine.

Vous apercevez en *d* une chambre claire. Elle est située derrière le miroir. L'image de la rétine observée vient frapper la surface hypothénusienne du prisme et l'observateur en plaçant son œil *o* au-dessus de ce prisme aperçoit cette image en *x* sur une feuille de papier et en suit les contours. Mais le plus souvent on supprime la chambre claire et l'on regarde par le trou du miroir concave. La figure ci-dessus donne une idée suffisante de cet appareil, de la position du malade et de celle du chirurgien et me dispense d'insister davantage sur ce sujet.

DEUXIÈME LEÇON.

MESSIEURS,

Je vous ai, dans notre dernière réunion, donné quelques
notions générales sur la construction des ophthalmoscopes
et, en même temps, j'ai essayé de vous faire comprendre la
théorie physique des trois modes d'examen que vous ferez:
1º *avec le miroir seul*; 2º *avec le miroir et une lentille biconvexe (procédé par l'image renversée)*; 3º *enfin avec le miroir
et une lentille biconcave (procédé par l'image droite)*. Je
vais vous entretenir maintenant du manuel opératoire de ces
appareils et de quelques conditions qui facilitent l'examen
ophthalmoscopique.

La première de ces conditions, c'est de se placer avec le
malade dans un endroit obscur. S'il pénètre dans l'appartement une certaine quantité de lumière naturelle, la flamme
des appareils à éclairage paraît moins brillante et le fond de
l'œil moins éclairé. On dit à la vérité que si l'on a une grande

habitude de l'ophthalmoscope, il n'est pas indispensable de faire l'examen dans une chambre noire. Certes, on peut, dans un appartement qui n'est pas fermé à la lumière naturelle, apercevoir le fond de l'œil; mais il n'est pas facile d'en distinguer très nettement tous les détails, et je vous conseille de choisir toujours un endroit sombre pour faire vos examens ophthalmoscopiques. Pourquoi donc ne pas s'entourer de toutes les précautions qui doivent donner toute certitude à ce procédé physique de diagnostic?

Une autre condition non moins utile que la précédente, c'est la dilatation artificielle de la pupille par des préparations mydriatiques. J'insiste un instant sur ce fait, car quelques personnes ont avancé, à tort selon moi, qu'on pouvait se passer de cette dilatation. Quelque expérimenté que l'on soit dans les études ophthalmoscopiques, on ne peut pas faire un examen sérieux sans agrandir l'ouverture pupillaire. En voulez-vous de suite la preuve, voyez alors ce qui se produit dans une cataracte commençante. Les stries opaques sont très petites et n'occupent encore que la circonférence du cristallin. Le chirurgien le plus habile ne pourra pas reconnaître cette lésion sans examiner l'œil à l'ophthalmoscope et, si la pupille n'est pas dilatée, ces stries seront masquées par l'iris. Enfin l'expérience vous apprendra bientôt que, si vous avez affaire à une pupille peu dilatée, le petit nombre de rayons lumineux pénétrant dans l'œil ne suffira pas à éclairer la surface rétinienne d'une manière convenable.

On se sert pour dilater la pupille, soit d'extrait de belladone délayé dans l'eau, soit d'une dissolution de sulfate neutre d'atropine. Mais je vous conseille d'employer surtout cette dernière préparation que vous formulerez comme il suit :

grammes.

Sulfate neutre d'atropine.   0,10

Eau distillée 15

Il suffit d'instiller dans l'œil quelques gouttes de ce collyre pour obtenir promptement une large dilatation de la pupille. Le malade ne ressent ni irritation ni chaleur dans l'œil, légers accidents qu'on observe lorsqu'on fait usage d'extrait de belladone. Nous savons, en effet, que cet extrait n'agit qu'en arrivant à la surface de la cornée et alors il y produit une petite cuisson. Il en résulte dans les membranes de l'œil un léger degré de congestion qui pourrait induire en erreur dans l'examen. La solution d'atropine, au contraire, n'est pas plus sentie qu'une goutte d'eau, et par la promptitude de son action elle doit encore être préférée.

Dès que la pupille est dilatée on peut procéder à l'examen de l'œil. Je dois dans ce but entrer dans quelques détails sur *la position à donner au malade, à l'appareil d'éclairage et au chirurgien.*

1° Vous placerez votre malade dans une position qui n'entraîne point de fatigue et qui lui permette dès lors de rester longtemps immobile. On peut avec avantage le faire asseoir sur une chaise à dos élevé, et en même temps on lui conseille d'appuyer le coude sur une table voisine.

Dans quelques appareils dont je vous ai dit deux mots dans notre dernière réunion, on fixe la tête du malade. Le menton et le front appuient sur deux plaques métalliques rembourrées et, à l'aide d'un système facile à comprendre, ces deux supports peuvent s'écarter et se rapprocher l'un de l'autre. Nous nous servons peu de ces moyens de fixité dans la pratique habituelle; mais ils peuvent être utiles quand on doit montrer l'image ophthalmoscopique à des élèves peu expérimentés et que gêne la mobilité du sujet à observer.

2° Le mode d'éclairage dont on se sert doit varier suivant différentes circonstances. Si vous voulez examiner les détails de la surface rétinienne, il faut vous munir d'une bonne lampe qui donne une lumière assez forte et blanche. Vous la disposerez de telle sorte que sa flamme et l'œil du malade soient à peu près sur le même plan. Ce résultat n'est possible qu'à la condition de pouvoir varier la hauteur de la flamme. On trouve dans le commerce des lampes très commodes pour ce but; ce sont des lampes à double gaîne ou des lampes à tringle qu'on élève et qu'on abaisse à volonté.

Si, au lieu d'examiner la surface de la rétine, vous recherchez quelque lésion du cristallin ou du corps vitré, il est préférable de se servir d'un éclairage moins intense, comme d'une bougie, par exemple. Vous comprendrez facilement la raison de ce conseil. Si vous employez une lampe éclairant beaucoup, les nombreux rayons de lumière qui pénétrent dans l'œil traverseront les opacités légères du cristallin; vous ne distinguerez plus bien ces taches ou elles vous échapperont complétement.

La lampe dont on se sert doit être placée sur le côté de l'œil à observer et en arrière du malade.

On tient entre la lampe et la tête du sujet observé un écran qui empêche les rayons lumineux de frapper son visage. Il est possible par cette disposition de rendre assez obscure la région oculaire, et l'image de la lampe qui s'y trouve projetée devient d'autant plus éclatante.

3° Cela fait, le chirurgien se place en face du malade et tient de la main droite le manche de l'appareil en même temps qu'il dirige un peu vers la tempe la surface du miroir. Il faut s'arranger de façon à ce que les rayons lumineux incidents sur le miroir aillent se réfléchir dans l'axe de la pupille. Cette manœuvre exige toujours quelques tâtonnements; souvent on projette l'image de la flamme sur des points du visage éloignés de l'œil, mais peu à peu l'on arrive à bien trouver du premier coup l'inclinaison qu'il convient de donner au miroir pour éclairer l'espace pupillaire.

Si vous employez quelques-uns de ces ophthalmoscopes à miroir plan munis d'une lentille biconvexe pour faire con-

verger les rayons lumineux de la lampe sur le miroir (ophthalmoscope de Coccius), il vous sera moins facile que dans
le cas précédent d'éclairer l'œil de votre malade. En effet,
il faudra faire passer par le centre de la lentille les rayons
lumineux qui doivent converger vers le miroir. Il y a là une
petite complication du manuel opératoire et vous la suppri-
mez en faisant usage du simple miroir concave.

Lorsque le chirurgien, l'œil exactement placé derrière le
miroir, parvient à bien éclairer l'espace pupillaire, il aperçoit le fond de l'œil sous l'aspect d'une surface rosée ou
rouge sans autre distinction des détails. Si vous avez bien
compris la marche des rayons lumineux dans ce premier cas,
vous savez qu'il faut regarder à la distance de votre vision
distincte une image renversée du fond de l'œil. Mais cette
image, avons-nous dit, est dépourvue de netteté et ne peut
nous suffire. Vous prendrez alors une loupe de cinq centimètres de foyer et, la tenant de la main gauche, entre l'indicateur et le pouce, vous la placerez à une très courte distance de l'œil du malade. Puis vous l'éloignerez un peu ou
la rapprocherez encore jusqu'au moment où vous apercevrez
très distinctement quelques-uns des détails du fond de l'œil.
Vous n'ignorez point que dans ce cas vous obtenez une image
plus petite, plus rapprochée de l'œil observé, mais aussi
plus distincte. Quelques personnes arment alors leur propre
œil d'un second verre convexe placé derrière le miroir. Elles
peuvent ainsi grossir l'image formée par la première lentille, mais cela n'est pas nécessaire pour bien voir les détails
de la rétine.

Vous pourrez, Messieurs, avec quelque habitude de cet
instrument combiner très bien vos mouvements. Tandis
que de la main droite vous tiendrez l'ophthalmoscope,
avec l'indicateur et le pouce de la gauche vous fixerez la
loupe devant l'œil. Il est encore possible, avec les autres

doigts de cette dernière main, d'imprimer quelques mouvements à la tête, de façon à changer la position et la direction de l'œil.

Vous pouvez voir sur la *fig.* 1 de la *planche* 1 la position relative du chirurgien et du malade dans l'examen de l'œil avec l'ophthalmoscope à miroir concave et par le procédé de l'image renversée. C'est le procédé que je mets le plus souvent en pratique et il suffit à la plupart des cas; mais si vous voulez redresser et agrandir l'image de la rétine, vous devez employer des verres concaves.

L'ophthalmoscope dont je me sers habituellement contient cinq lentilles biconcaves des numéros 5, 8, 9, 12, 20. On prend un de ces verres, le numéro 12, par exemple, et on l'introduit dans l'anneau circulaire disposé derrière l'ophthalmoscope. On place alors l'œil immédiatement derrière ce verre et l'on cherche, en tâtonnant un peu, à atteindre la position la plus favorable à la vision distincte des objets. Il est toujours possible, soit en changeant les verres concaves, soit en se rapprochant ou en s'éloignant de l'œil, de constituer avec le cristallin une véritable lunette de Galilée; alors seulement on distingue très nettement les objets.

Il faut vous habituer à voir vite dans ces examens ophthalmoscopiques, car souvent quelques-uns des fins détails de la surface rétinienne échappent par un mouvement imprévu à l'œil qui les a d'abord nettement perçus. Cela s'explique très bien par quelques variations dans la position relative des objets à la suite de légers mouvements du malade ou de l'observateur.

Vous devez être prévenus, Messieurs, que les premiers examens ophthalmoscopiques sont rendus assez difficiles par la mobilité habituelle de l'œil du malade : certains individus ne peuvent pas tenir leurs yeux pendant une seconde dans la même position. On obtient alors une demi—immobilité en conseillant à ces malades de regarder fixement un objet quelconque situé dans l'appartement.

Une autre difficulté survient, c'est que votre main n'est pas habituée à maintenir directement, sur l'œil à observer, l'image de la flamme. Cette difficulté augmente encore quand il faut tenir de la main gauche une loupe devant l'œil. La concordance de ces différents mouvements ne peut s'établir qu'au bout de quelques jours d'exercice.

Au commencement de vos études ophthalmoscopiques vous serez aussi gênés par des images brillantes de la flamme et du miroir, dues à la réflexion de la cornée. Cette membrane agit en effet comme un miroir convexe. Mais vous savez que ces images sont très superficielles, et ne peuvent être confondues avec aucun des détails que vous apercevez dans la profondeur de l'œil. Il est du reste assez facile de se débarrasser de ces images en changeant légèrement l'inclinaison du miroir. On les déplace alors soit en dedans, soit en dehors de la pupille et elles ne troublent plus la vision distincte du fond de l'œil. Avec une certaine habitude de l'ophthalmoscope, on n'est pas plus gêné par ces images qu'on ne l'est dans le microscope par les bulles d'air de la préparation.

Pardonnez-moi, Messieurs, d'entrer avec vous dans des détails aussi minutieux; mais je devais le faire, car ces leçons, dégagées des discussions et des théories, n'ont pas d'autre but que la pratique. Je désire qu'en sortant d'ici vous possédiez tous les renseignements nécessaires pour bien manier l'ophthalmoscope dans les nombreuses applications que nous aurons à en faire plus tard.

Mais avant de vous apprendre à employer l'ophthalmoscope dans des cas pathologiques, je dois vous faire connaître ce que cet instrument permet de voir dans l'œil normal. Cette étude préliminaire est indispensable, car elle nous donnera un point de comparaison avec les différents phénomènes morbides que nous devrons étudier ensuite.

Je suppose d'abord pour cette description que vous examinez un œil normal avec l'ophthalmoscope à miroir concave et en plaçant devant l'œil observé une lentille bi-convexe, c'est-à-dire par le procédé de l'image renversée.

Vous apercevrez d'abord dans l'espace pupillaire un fond rougeâtre ou rose sur lequel vous ne tarderez pas à voir se dessiner quelques ramifications vasculaires. Recommandez alors au malade de porter, mais légèrement, son œil en haut et en dedans ; faites mieux encore en lui disant de regarder fixement un objet placé dans cette direction, et vous arriverez à distinguer dans le fond de l'œil une tache blanchâtre, à peu près circulaire, qui est la papille du nerf optique (Pl. ii, fig. 1 a). C'est là un point de repère qu'il faut tout d'abord trouver ; car c'est de là que partent les vaisseaux de la rétine. Si, avant de découvrir la papille du nerf optique, on tient bien sous l'ophthalmoscope un des vaisseaux rétiniens, on peut suivre ce canal vasculaire d'un côté ou de l'autre et il mène sûrement à la surface de la papille. Vous aurez dans quelques cas une certaine difficulté à trouver la papille du nerf optique ; vous devrez quelquefois vous élever au-dessus du malade et diriger la lumière obliquement de haut en bas dans son œil ; mais un exercice pratique de quelques jours vous aura bientôt familiarisés avec ce genre de recherches.

La papille du nerf optique est située un peu en bas et en dedans de l'axe optique de l'œil. L'ophthalmoscope l'a fait voir sous la forme d'une tache blanche, mais non d'une blancheur uniforme ; sur certains points elle est d'un blanc nacré, tandis que, sur d'autres, elle offre des reflets grisâtres, comme une surface mamelonnée. La papille qui, sur le cadavre, a une ligne de diamètre environ, paraît sur le vivant en avoir trois ou quatre. Elle semble beaucoup plus grande chez les myopes que chez les presbytes. Elle est, avons-nous dit, à peu près circulaire, mais elle offre sous le point de vue de la forme quelques variétés chez les différents individus. On la trouve parfois entourée d'un cercle ou d'un demi-cercle noirâtre; ce sont des granulations de pigment qui se sont déposées autour d'elle. J'ai souvent réncontré cette disposition et ce cercle pigmentaire fait bien ressortir la surface blanche de la papille.

La tache circulaire blanche que l'ophthalmoscope montre au fond de l'œil se reconnaît aussi à l'examen cadavérique. Elle est formée par le faisceau des fibres du nerf optique qu'on aperçoit à travers la transparence de la rétine. En effet, l'anatomie démontre qu'à son extrémité antérieure le nerf optique se continue avec la rétine par sa surface et par sa circonférence. Au niveau de ce point, la rétine ne présente pas une saillie comme cela est représenté à tort dans quelques dessins, mais une surface qui se continue assez régulièrement avec la courbe générale du fond de l'œil. Il y aurait plutôt là une concavité qu'une saillie.

Quand votre œil sera bien accommodé pour voir la papille, vous distinguerez aussitôt les vaisseaux qui prennent origine à sa surface. La précision avec laquelle vous reconnaîtrez tous leurs détails vous donnera de suite une haute idée de la découverte de M. Helmholtz.

Ces vaisseaux prennent naissance tantôt au centre, tantôt sur un des côtés de la papille. On peut à leur coloration et avec quelque habitude de l'ophthalmoscope en distinguer deux espèces (PL. II, *fig.* 1): les uns très ténus, d'une teinte rouge clair, sont les artères; les autres plus volumineux, d'une couleur plus foncée, carminée ou brune, sont les veines.

Partis du centre ou des côtés de la papille, ces vaisseaux ne tardent pas à se diviser et c'est même sur le champ de cette papille que leur première division a lieu; de là ils se répandent en branches multiples à la face interne de la rétine. L'artère donne une branche supérieure et une branche inférieure et chacun des deux troncs se subdivise en deux branches secondaires qui gagnent le haut et le bas de l'œil ; quelquefois on ne voit que trois branches , l'une supérieure unique et les deux autres inférieures. Les plus volumineux de ces rameaux vasculaires se dirigent en dedans et les plus petits en dehors. Les branches veineuses suivent à peu près le même trajet que les branches artérielles; ce n'est que rarement qu'elles s'en écartent.

Il y a dans l'origine relative des vaisseaux plusieurs variétés. Tantôt les artères et les veines naissent du même point de la papille et le tronc artériel est croisé en arrière par le tronc veineux; tantôt, au contraire, l'origine des artères se fait dans un point nettement séparé de l'origine des veines.

Si, dans certains cas, on ne distingue pas très facilement les artères des veines à cause d'une certaine identité dans la coloration des deux systèmes vasculaires, le plus souvent cette distinction est possible, surtout si l'on fait usage d'un grossissement assez considérable, soit par le procédé de l'image droite, soit en se servant de lentilles biconvexes des numéros 9 à 12. M. Helmholtz, au début de ses recherches, avait déjà été frappé de cette différence dans la coloration des artères et des veines. Il avait cru aussi pouvoir reconnaître les artères au double contour de leurs parois ; mais cette dernière assertion n'a pas été vérifiée.

Chez les animaux on ne sépare pas aussi facilement les artères des veines, mais on reconnaît des dispositi ons vasculaires spéciales à certaines espèces animales. Je ne veux certes pas vous décrire les diverses particularités que vous observerez dans l'œil de nos principaux animaux domestiques, mais je vais vous dire deux mots de ce qu'on voit chez le chien , car vous serez quelquefois conduits à

expérimenter sur cet animal. Vous verrez là un anneau veineux plus ou moins complet autour de la papille; de ce cercle
tantôt fermé, tantôt interrompu sur un point, partent des
branches veineuses qui se dirigent de divers côtés (**Pl.** 2,
fig. 2). Il y a aussi un petit cercle artériel, mais moins visible. Cette disposition est assez favorable à l'étude de quelques-uns des phénomènes qui se passent dans les vaisseaux
de l'œil.

Chez le bœuf, chez le lapin, chez le chat vous trouverez
aussi une disposition de ces vaisseaux presque caractéristique de l'espèce.

Quittons maintenant le champ de la papille, et voyons ce
qu'on distingue en dehors d'elle. Vous apercevez là une surface rouge ou rosée sur laquelle des vaisseaux se ramifient.
Quelques personnes encore peu expérimentées rapportent à
la rétine cette teinte rouge, et peuvent, par cette fausse
hypothèse, être conduites à des conclusions erronées.

Je dois, Messieurs, insister tout d'abord sur la véritable
nature de cette coloration rosée du fond de l'œil.

Quand vous examinez la rétine d'un cadavre, vous la
trouvez blanchâtre, opaline, peu transparente, mais c'est là
le résultat d'une altération cadavérique; la rétine à l'état
normal est parfaitement translucide. C'est ce dont je me
suis assuré plus d'une fois en examinant la rétine d'animaux
qui venaient de succomber; mais j'ai pu voir aussi que,
quelques instants après la mort, cette membrane perdait sa
transparence et prenait une légère teinte opaline.

Mais si, à l'état normal et sur le vivant, la rétine est parfaitement transparente et incolore c'est donc à tort qu'on lui
rapporte la teinte rouge du fond de l'œil. J'ajoute même
que, grâce à cette translucidité, vous ne distinguez pas plus
la rétine que le verre dans une glace étamée.

D'où vient donc cette coloration rouge qui frappe tout
d'abord ceux qui débutent dans les recherches ophthalmos-

copiques? Elle provient des membranes qui sont situées en arrière de la rétine, et que l'on voit à travers elle; on peut dire qu'elle est le résultat de la lumière réfléchie, mais à des degrés variables, par toutes les tuniques du segment postérieur de l'œil. La rétine renvoie quelques rayons lumineux; la couche pigmentaire de la choroïde en réfléchit aussi un petit nombre; la couche vasculaire de cette membrane en rejette davantage; enfin, la sclérotique agit aussi de la même façon, quoique moins directement.

On peut douter tout d'abord de cette dernière condition; il semble étrange que la choroïde puisse être traversée de la sorte par des rayons lumineux réfléchis par la sclérotique. Mais rappelez-vous que la couche pigmentaire de la choroïde est très mince, et que la couche vasculaire doit jouir d'une certaine transparence, puisque des parties du corps autrement épaisses et opaques, comme les doigts, par exemple, sont translucides. Rien n'empêche donc que la lumière arrive jusqu'à la surface interne de la sclérotique et soit réfléchie par cette surface blanche.

Comparez, pour établir la vérité de ce que j'avance ici, l'œil d'un lapin albinos avec l'œil noir et pourvu de pigment d'un autre lapin; le premier vous renverra par l'ophthalmoscope bien plus de lumière que le second. Mais toute la lumière renvoyée à l'œil de l'observateur ne vient pas des vaissseaux choroïdiens. Chez ce lapin albinos la couche pigmentaire étant nulle, et la couche vasculaire de la choroïde se laissant facilement traverser par la lumière, il tombe sur la sclérotique une plus grande quantité de rayons lumineux. Cette dernière membrane fait alors l'office d'un mur blanc qui renvoie au dehors une assez forte masse de lumière.

Il en est de même chez les albinos de l'espèce humaine, comme j'ai pu m'en assurer récemment sur un enfant albinos que j'ai examiné avec M. le docteur Doumic.

En résumé, Messieurs, tout en tenant compte des remarques qui précèdent, la coloration rouge du fond de l'œil est surtout donnée par la choroïde, et principalement par la couche vasculaire de cette membrane, les *vasa vorticosa*.

Mais, suivant l'épaisseur de la couche pigmentaire, on rencontre quelques différences dans cette coloration. L'épaisseur variable de cette couche, située en dedans de la lame vasculaire de la choroïde, doit, en effet, modifier la coloration générale du fond de l'œil. Examinez un individu très blond, chez qui le pigment sera très peu abondant, vous obtiendrez un éclairage assez vif du fond de l'œil, et vous pourrez même distinguer avec une assez grande netteté l'état de la couche sous-jacente au pigment. Au contraire, chez les sujets très bruns, la couche pigmentaire de la choroïde est très épaisse, et la lumière est absorbée en grande partie par les cellules noires du pigment. L'on n'éclaire pas alors le fond de l'œil d'une façon aussi vive que dans le premier cas.

Vous me demanderez sans doute si l'on voit isolément la couche pigmentaire et la couche vasculaire de la choroïde? Voici à cet égard ce que l'expérience apprend : on ne distingue pas la couche pigmentaire comme une couche régulière nettement séparée des autres membranes; on la reconnaît seulement à des traînées noirâtres très développées chez quelques individus, à l'agglomération du pigment dans les intervalles des vaisseaux, à des cercles ou à des demi-cercles de pigment autour de la papille. Mais nous la verrons mieux à l'état pathologique, lorsque la couche vasculaire disparaissant, cette couche pigmentaire sera solidement interposée entre la rétine et la sclérotique.

La couche vasculaire de la choroïde se voit au contraire très bien chez un grand nombre d'individus, non plus seulement à l'état de surface rouge uniforme, mais dans les plus fins détails de sa structure. Il faut pour cela que l'œil soit un peu injecté, et c'est toujours ce qui arrive lorsqu'on prolonge l'examen ophthalmoscopique. On voit dès lors le fond de l'œil devenir de plus en plus coloré, et l'on peut reconnaître dans le champ rouge sous-jacent à la rétine des vaisseaux tortueux inégaux, serrés les uns contre les autres, formant enfin un réseau à mailles assez petites, remplies de pigment. Cela vous donne une image fort exacte des dessins et des préparations anatomiques qui servent à démontrer la disposition des *vasa vortica.*

On peut aussi, par un grossissement et une accommodation convenables, distinguer les divisions capillaires de la couche des artères ciliaires.

Il résulte de tout ce qui précède que la rétine est la membrane qu'on voit le moins; on l'apprécie seulement par la position des vaisseaux rétiniens. C'est donc une erreur de dire, comme cela arrive assez souvent : la rétine est, à l'état normal, colorée en rose. Ce n'est que dans certaines conditions pathologiques, dont nous parlerons plus tard, qu'il est possible de voir cette membrane; mais à l'état sain, on ne la distingue pas.

TROISIÈME LEÇON.

SOMMAIRE.

Circulation dans les vaisseaux rétiniens : Battements spontanés dans les veines de la rétine ; battements provoqués dans les artères par la compression de l'œil. — De la nette distinction , avec l'ophthalmoscope, des deux couches vasculaires de la rétine et de la choroïde.— Examen de la tache jaune et du pli transversal. — De l'application de l'ophthalmoscope au diagnostic des maladies de l'œil.— Emploi de l'ophthalmoscope dans l'examen de quelques lésions de la cornée, de l'humeur aqueuse, de l'iris. — Du procédé par l'éclairage latéral. — Des troubles de la vision dans la cataracte commençante. — Utilité, dans ce cas, de l'examen de l'œil par l'ophthalmoscope. — Taches pigmentaires sur la capsule du cristallin. — Exsudats plastiques. — Infiltration graisseuse des fibres du cristallin, stries opaques. — Examen du corps vitré dans le synchisis simple et étincelant, dans les exsudats de l'irido-choroïdite. — Signes ophthalmoscopiques des corpuscules flottants. — Des épanchements sanguins dans le corps vitré sain ou ramolli. — Expériences sur les animaux. — Découverte par l'ophthalmoscope des Cysticerques dans le corps vitré.

Je vous ai décrit dans la dernière leçon ce que l'ophthalmoscope fait voir sur la papille du nerf optique, la division des vaisseaux rétiniens et leurs ramifications sur la rétine; je vous ai dit que cette couche nervoso-vasculaire formait un premier plan derrière lequel on apercevait une couche rougeâtre constituée par la choroïde dont les vaisseaux tortueux étaient souvent visibles d'une façon très distincte. Il nous faut maintenant étudier les phénomènes qui se passent dans la circulation des vaisseaux rétiniens. La précision des recherches ophthalmoscopiques est aujourd'hui assez grande pour fournir sur ce point délicat de la physiologie de l'œil de précieux renseignements.

Si l'on dispose l'ophthalmoscope de façon à bien examiner à un fort grossissement pendant quelques instants la papille du nerf optique, on s'aperçoit assez souvent que les branches veineuses qui s'y ramifient ne conservent pas pendant tout l'examen le même volume ni la même coloration. Ces changements sont dus à des contractions spontanées dans les parois des veines. On observe ce phénomène chez l'homme à l'état normal. On peut aussi, à cause de la remarquable disposition des veines rétiniennes, l'étudier bien chez les animaux. Il est très visible, par exemple, chez le chien. Je vous ai déjà dit que chez cet animal les veines de la rétine formaient un plexus circulaire tantôt complet, tantôt interrompu sur un point. Ces vaisseaux sont volumineux et se distinguent très facilement; on peut donc y bien suivre le phénomène dont je vous entretiens. Voici dès lors ce qui se passe : ces veines perdent peu à peu leur coloration rouge foncé et s'effacent; leur trajet n'est plus alors représenté que par une coloration légèrement rosée, puis elles se dilatent de nouveau et reprennent avec leur turgescence leur coloration rouge brun. Ces alternatives de plénitude et d'effacement se reproduisent tour à tour et à de courts intervalles; elles semblent en rapport avec la respiration et avec certains mouvements qui se passent dans le globe oculaire pour l'accommodation de l'œil à la vision distincte.

Ce phénomène, dont le spectacle excitera vivement votre curiosité, s'observe seulement dans les veines qui rampent sur le champ de la papille. Ce n'est pas un fait pathologique; cependant on ne voit pas ces pulsations chez tous les sujets, ni d'une façon constante sur le même individu. On les aperçoit assez bien sur l'œil des personnes dont la circulation a été accélérée par la marche, l'ascension vers un lieu élevé, etc.;

mais on peut les produire artificiellement en comprimant lè-
gèrement le globe oculaire.

Si vous comprimez très peu l'œil, les battements se montrent dans les veines; mais si vous pressez davantage, vous
voyez les battements avoir lieu non plus seulement dans les
veines, mais aussi dans les artères. C'est encore sur la
papille qu'on observe le mieux ces battements des artères, et
ils sont isochrones avec le pouls radial.

En résumé, les veines rétiniennes peuvent à l'état normal,
et surtout sous l'influence de quelque excitation circulatoire,
offrir des pulsations spontanées, mais ces pulsations n'existent pas normalement dans les artères, à moins qu'on n'exerce
une certaine compression sur le globe oculaire. Rappelez-
vous, Messieurs, cette condition essentielle du phénomène,
car plus tard nous étudierons une affection de l'œil, le glau-
come, dans laquelle la même cause produit les mêmes effets.

Ces sortes de recherches sur les battements des vaisseaux
de l'œil exigent, avec une assez grande habitude du maniement des ophthalmoscopes, des malades dociles qui n'agitent
pas constamment leur œil, car, dans le cas contraire, à peine
la papille est-elle visible qu'elle échappe à l'observateur,
pour reparaître et s'échapper encore. Vous concevez facilement combien de tels changements, brusquement imprimés
à la position de la papille, doivent nuire à la recherche
de ce curieux phénomène. Mais, quelle que soit la difficulté
de cet examen, on ne peut mettre en doute ce que je viens de
vous décrire.

Avant d'en finir avec l'étude des vaisseaux du fond de l'œil,
je tiens encore à bien établir devant vous combien il est facile
de distinguer là deux plans vasculaires superposés : une couche antérieure formée par les vaisseaux de la rétine qui
émergent du centre de la papille, et une couche postérieure
constituée par les vaisseaux de la choroïde. Vous parviendrez
bientôt à faire la distinction de ces deux couches; mais cette

disposition devient plus évidente encore si l'on fait usage d'ophthalmoscopes fixes et munis d'un micromètre formé par deux petites tiges d'acier qui glissent sur une échelle divisée.

Quand l'instrument est accommodé à la vision distincte, on reconnaît que l'image de ces deux pointes d'acier se fait en arrière des vaisseaux de la rétine, sur la couche la plus profonde de cette membrane. Derrière cette image on aperçoit alors la couche vasculaire de la choroïde. On a rarement besoin d'apprécier de pareils détails; mais vous devez savoir comment il est possible d'arriver à cette exactitude dans l'examen du fond de l'œil. Lorsque vous avez projeté sur la surface rétinienne l'image des deux pointes d'acier, vous pouvez à l'aide de vis très fines les rapprocher assez pour mesurer très distinctement la largeur de la papille, des vaisseaux, etc.

Il reste encore à rechercher à la surface de la rétine la tache jaune et le pli transversal qui la supporte. Je dois dire d'abord que l'ophthalmoscope ne donne pas ici des résultats très satisfaisants. On reconnaît quelquefois la tache jaune dans l'œil si clair des jeunes gens sous la forme d'une petite tache obscure, arrondie, avec un point brillant au centre. Mais la recherche de cette tache est toujours difficile et souvent très incertaine. Il faut, pour reconnaître la *macula lutea*, examiner l'œil minutieusement sur tous ses points, et j'avoue que dans certains cas je n'ai rien vu qui porte la conviction dans mon esprit.

Il y a peut-être là une difficulté qui tient à une circonstance particulière : la coloration de cette tache. Quand vous faites l'examen ophthalmoscopique avec la lumière de nos lampes, vous projetez dans l'œil une grande quantité de rayons lumineux jaunes; c'est donc avec cette lumière jaune que vous voulez distinguer une tache de même couleur. C'est là, selon moi, une condition peu favorable à l'examen de cette partie de l'œil. Nous avions, M. Nachet et moi, essayé de surmonter cette difficulté en projetant dans l'œil une lumière autrement colorée ; mais nous n'avons point continué ces essais, qui sont d'ailleurs restés sans résultat.

Le *plica transversalis* de la rétine ne ressort pas d'une façon évidente à l'ophthalmoscope. On voit bien quelquefois des sortes de plicatures, des stries rayonnantes au fond de l'œil, mais rien ne prouve qu'il s'agisse du pli dont nous parlons.

Je viens, Messieurs, d'insister longuement sur les différentes particularités que l'ophthalmoscope fait découvrir dans l'œil normal ; mais ces données physiologiques étaient indispensables à l'explication qui va suivre. Car vous ne serez jamais mieux préparés à donner votre avis sur des yeux malades qu'après avoir longtemps étudié l'œil sain à l'aide des miroirs oculaires. Cette étude poursuivie avec persévérance vous fera de plus en plus reconnaître avec quelle grande précision on peut scruter toutes les profondeurs de l'œil. Je vous engage donc à ne commencer l'étude de l'œil pathologique qu'après vous être bien rendu compte de tout ce qu'on voit dans cet organe à l'état normal. Vous pourrez facilement vous exercer à ces sortes de recherches sur l'œil de ces malheureux atteints d'amauroses cérébrales. Leur pupille largement dilatée, leur regard immobile, sont autant de conditions favorables à la nette distinction des plus fins détails de la surface rétinienne.

J'aborde maintenant, Messieurs, la seconde partie de ces leçons dans lesquelles je me propose de vous montrer les très nombreuses ressources que nous fournit l'ophthalmoscope dans le diagnostic des maladies de l'œil, non seulement des lésions profondes, mais aussi des affections superficielles de cet organe. En effet, vous allez bientôt vous convaincre avec moi que, pour l'examen de la cornée, de l'iris, du cristallin, le miroir oculaire rend de très grands services. On peut assurément reconnaître à l'œil nu quelques-unes des lésions dont je vais vous parler, mais l'ophthalmoscope les rend si distinctes qu'on aurait certes grand tort de se priver de ce secours. Cet instrument, manié comme je vais vous le dire, vous empêchera de méconnaître de très délicates lésions qui échappent à des observateurs moins minutieux.

Examinons d'abord ce que l'ophthalmoscope peut nous donner quant à l'examen de la *cornée* et de l'*iris*.

Lésions de la cornée. On peut employer ici le miroir oculaire de deux façons différentes : ou bien on s'en sert comme je l'ai déjà indiqué, en projetant directement d'arrière en avant des rayons lumineux dans l'œil; ou bien on en fait usage selon un autre procédé, connu sous le nom d'*éclairage latéral.*

L'éclairage latéral consiste à envoyer obliquement sur l'œil observé, avec le miroir de l'ophtbalmoscope, une certaine quantité de lumière; mais le chirurgien, au lieu de regarder par le trou du miroir, se place un peu sur le côté de l'œil du malade, de manière à recevoir les rayons lumineux obliquement réfléchis par celui-ci. C'est là une modification du procédé qui consiste à examiner la surface de la cornée à l'aide d'une bougie promenée devant l'œil, mais c'est là une modification utile. Vous allez de suite en voir l'application.

On rencontre assez souvent dans la pratique une lésion de la cornée qui échappe à un bon nombre d'observateurs : c'est une véritable altération de nutrition de cette membrane, quelque chose d'analogue à ce qu'on observe dans d'autres tissus non vasculaires. La cornée, sous l'influence de ce trouble nutritif, perd son poli, semble moins tendue et présente une surface comme pointillée. Tout cela est ordinairement dominé par un trouble plus général dans la nutrition.

Il est assez difficile de bien distinguer ces lésions à leur début si l'on ne fait pas usage de l'éclairage latéral et de la loupe; mais, par ce moyen, on découvre sur la cornée une foule de petites dépressions pointillées qui donnent à cette membrane l'aspect d'une surface travaillée par le burin.

Il n'est certes pas dans ma pensée de vous dire que cette altération de la cornée ne se distingue pas à l'œil nu, mais je veux seulement établir que par le procédé de l'éclairage latéral, vous la reconnaîtrez d'une façon plus nette et à son début, lorsque quelques personnes ne la soupçonneront même pas.

Il est d'une haute importance de pouvoir découvrir de bonne heure ce trouble dans la nutrition de la cornée; car il exige un traitement général, avec toutes les ressources de la médication tonique. J'ai vu plus d'une fois cette affection grandir sous l'influence de collyres irritants, je l'ai vue, assez souvent aussi, confondue avec l'amaurose, et c'est pour éviter de semblables méprises que j'insiste sur un procédé qui vous conduit avec facilité au diagnostic de la maladie en question.

Notre savant maître, M. Laugier, a depuis longtemps insisté sur un mode d'examen de la cornée qui se rapproche beaucoup de celui dont je vous entretiens maintenant, car nous faisons avec le miroir de l'ophthalmoscope ce que le professeur de l'Hôtel-Dieu obtient en promenant une bougie allumée devant un œil atteint de *Kératite ulcéreuse*. Les moindres détails de ces ulcérations deviennent alors très évidents.

Vous devrez, pour bien voir la surface pointillée de la cornée, vousservir d'une bonne loupe, et, dans ce cas, je vous conseille d'employer celle connue dans le commerce sous le nom de loupe de Brücke. Elle peut donner, à une distance de 8 à 10 centimètres, un grossissement de 4 à 10 fois, ce qui vous permettra de voir les choses très distincte-ment sans trop vous approcher de la figure du malade.

On peut encore voir les érosions superficielles de la cornée si l'on emploie l'éclairage direct au lieu de l'éclairage latéral, mais alors ces lésions paraissent sous la forme de légères taches noirâtres qui font ombre sur le champ éclairé du fond de l'œil ; l'éclairage latéral nous les montre au contraire avec leur aspect normal, parce que leur surface réfléchit la lumière dans l'œil de l'observateur ; vous verrez aussi très bien, par l'éclairage latéral, les plus fines ulcérations de la cornée et de petits corps étrangers déposés dans son épaisseur.

Il est quelquefois difficile de reconnaître les corps étrangers, implantés à la surface de la cornée, lorsqu'ils sont d'un très petit volume et d'une couleur peu tranchée, tels sont, par exemple, des aiguillons de guêpes, des fragments d'aiguilles, des barbes de végétaux, dont le séjour prolongé dans la plaie, finit souvent par produire des accidents graves ; à la lumière naturelle, même avec une loupe, on ne distingue pas toujours ces corpuscules, l'éclairage oblique les montre au contraire très facilement, et je vous engage à l'employer lorsque vous aurez quelque incertitude sur la nature et sur le siége de ces corps étrangers.

Lésions de l'humeur aqueuse et de l'iris. Tout ce qui se trouve dans l'humeur aqueuse et à la surface antérieure de l'iris, reçoit, par l'éclairage latéral, une si grande quantité de lumière qu'aucune lésion de ces parties ne saurait échapper à un œil exercé. — Vous reconnaîtrez donc ainsi très facilement les corps étrangers dans la chambre antérieure, les exsudats à la surface de l'iris, les condylomes du bord pupillaire.

Lésions du cristallin. Il faut maintenant nous arrêter à l'étude ophthalmoscopique des lésions qui attaquent la lentille oculaire. C'est un point d'autant plus important à énumérer que ces lésions, par leur fréquence et par certains signes assez obscurs, méritent de fixer toute l'attention du chirurgien.

Il n'est pas besoin pour diagnostiquer la cataracte confirmée d'avoir recours aux ophthalmoscopes, et ce n'est point de ces cas évidents pour tous que je veux vous entretenir ici ;

mais quand la cataracte débute, elle s'annonce souvent par un ensemble de symptômes qu'on voit aussi dans l'amaurose, et le chirurgien peut être assez embarrassé pour formuler une opinion précise.

En effet, Messieurs, quand l'opacité du cristallin commence à se faire, elle amène un trouble assez considérable dans l'accommodation de l'œil; la vision est alors plus mauvaise que ne le ferait supposer l'état du cristallin. Dans quelques cas même, ce trouble provoqué par le début de la cataracte, diminue peu à peu; la vue devient meilleure malgré le développement plus grand de l'opacité; l'œil s'accommode à cette sorte de vision, et vous rencontrerez dans votre pratique un certain nombre de ces cataractés qui, les premiers mois de leur cataracte écoulés, distinguent assez bien les objets.

Il y a donc dans l'existence de ces troubles fonctionnels vagues une première cause d'erreur pour le chirurgien; mais la difficulté dans le diagnostic augmente encore par la ténuité des lésions primitives dans le cristallin. Les altération sont d'abord si légères qu'elles peuvent échapper très facilement à l'œil nu. Pour toutes ces raisons vous verrez assez souvent de pauvres cataractés subir pendant quelques mois le traitement rigoureux qu'on impose aux amaurotiques.

Aujourd'hui, Messieurs, le diagnostic des affections du cristallin par l'emploi de l'ophthalmoscope a acquis une précision si grande qu'il n'est pas possible de confondre une cataracte avec une amaurose si l'on veut faire usage des miroirs oculaires. Les ressources offertes par l'ophthalmoscope sont d'autant plus précieuses ici que c'est au début de la cataracte que cette erreur est possible, à un moment où les autres signes différentiels nous font défaut.

Vous pouvez examiner le cristallin par l'éclairage latéral et par l'éclairage direct. Le premier de ces procédés permet de bien apprécier la surface de la lentille, mais pour compléter l'examen il faut toujours avoir recours à l'éclairage direct. A l'aide de ces deux moyens il vous arrivera de reconnaître dans le cristallin des lésions qui auraient sûrement échappé à l'œil nu.

Le cristallin, vous ai-je dit, Messieurs, est parfaitement transparent chez les jeunes gens, mais par les progrès de l'âge il prend une légère teinte ambrée qui laisse moins facilement passer la lumière réfléchie par le miroir. La pupille s'éclaire alors un peu moins bien, mais cela ne ressemble en rien aux altérations que je vais vous décrire.

Parmi ces altérations il en est une excessivement commune, mais qui n'apporte pas en général de trouble dans la vision, je veux parler de ces petits dépôts de pigment qui se font à la face antérieure de la capsule du cristallin. Ce sont des granulations pigmentaires qui se détachent de l'uvée : isolées et peu nombreuses elles ne gênent point la vue, mais, en s'accumulant sur la capsule, elles peuvent amener enfin quelques troubles visuels.

Ces dépôts pigmentaires sont très variables dans leur forme, mais il est une disposition que j'ai rencontrée quelquefois, et que je dois vous signaler. Lorsque après une iritis la pupille contractée se dilate, soit naturellement, soit artificiellement, un cercle de pigment correspondant à l'ouverture pupillaire se dépose quelquefois à la surface de la capsule antérieure. Ce cercle noirâtre est à peine visible à l'œil nu ; mais l'ophthalmoscope, même sans lentille grossissante, le fait découvrir de la façon la plus nette. Vous pourrez voir dans les salles de la clinique un homme sur la capsule cristalline duquel existe un semblable dépôt annulaire de pigment.

Une autre lésion encore assez fréquente c'est la formation d'exsudats plastiques sur la face antérieure du cristallin. Ces petites fausses membranes qui succèdent souvent à une iritis sont tantôt libres sur la cristalloïde, tantôt fixées au bord pupillaire de l'iris. Elles se voient très bien avec l'ophthalmoscope, soit qu'on emploie l'éclairage direct, soit qu'on ait recours à l'éclairage latéral, qui montre alors nettement, avec leur coloration blanche, les moindres détails de leur surface.

Les cataractes capsulaires se reconnaissent exactement par le même moyen. Elles apparaissent comme des points noirs qui se détachent très nettement sur la surface rouge du fond de l'œil quand on emploie l'éclairage direct, et comme des taches blanches, chagrinées, souvent un peu saillantes si l'on éclaire l'œil obliquement.

Mais c'est surtout dans l'étude des altérations commençantes de la substance propre du cristallin que l'ophthalmoscope peut rendre des services; grâce à cet instrument, il nous est désormais possible de reconnaître avec la plus grande exactitude l'état du cristallin dès les premiers débuts de la cataracte.

C'est en général sous la forme de stries que se montrent d'abord dans le cristallin les altérations graisseuses qui donnent lieu à la cataracte. Ces stries qu'on ne voit pas à l'œil nu lorsqu'elles sont encore peu développées, affectent deux formes. Tantôt au nombre de trois, elles partent du centre du cristallin, et constituent la cataracte à trois branches que vous connaissez tous; tantôt elles sont disposées à la circonférence du cristallin sous forme de rayons qui s'avancent plus ou moins vers le centre. (Pl. ii, fig. 3.)

Quand ces stries opaques seront encore peu nombreuses, vous ne les distinguerez pas à l'œil nu; mais prenez alors le miroir oculaire et projetez directement de la lumière dans l'œil, vous reconnaîtrez bientôt ces lésions à des lignes noirâtres situées au milieu du globe oculaire et qui partent soit du centre, soit de la circonférence. C'est le plus souvent à la circonférence du cristallin que l'on observe ces stries qui convergent alors vers le centre. Il faut donc pour bien

4

les voir, que la pupille soit largement dilatée, car avec un anneau pupillaire étroit vous n'éclairerez que la partie centrale du cristallin qui n'est point encore envahie par l'opacité.

Ces stries noirâtres sont parfois au nombre de deux ou trois seulement et ne gênent pas notablement la vision ; mais qu'importe ; le fait n'en est pas moins acquis, c'est le début d'une cataracte qui subira plus tard son évolution.

Ces stries siégent tantôt sur le segment antérieur, tantôt sur le segment postérieur du cristallin. M. Desmarres a indiqué un procédé ingénieux pour reconnaître si elles occupent l'un ou l'autre des segments de la lentille. Voici en quoi il consiste : quand les stries siégent sur la face antérieure du cristallin elles ne disparaissent point si, pendant qu'on examine l'œil, on engage le malade à porter fortement la tête en arrière. Mais si elles occupent la face postérieure de la lentille elles se cachent sous l'ombre portée de l'iris quand le malade incline la tête en arrière. C'est là, Messieurs, une affaire de simple curiosité, et sans importance pour le malade. Quelle que soit leur position sur l'une ou l'autre des faces du cristallin, ces stries se voient très distinctement sous la forme de traînées d'un gris noirâtre qui tranche par sa couleur sur le fond rose de l'œil.

Pour l'examen de la substance propre du cristallin, l'éclairage direct vous servira mieux que l'éclairage oblique. Je dois aussi vous recommander de faire usage d'une lumière peu intense. Servez-vous alors d'une bougie ou d'une lampe qui éclaire faiblement. Si vous voulez projeter dans l'œil une grande quantité de lumière elle traversera les fibres du cristallin devenues opaques, et vous ne reconnaîtrez plus les stries obscures qu'elles constituent.

Lésions du corps vitré. A l'état normal, le corps vitré est parfaitement transparent, mais il devient fréquemment le siége de troubles morbides. Ce ne sont pas des lésions propres à ce milieu, mais c'est le plus souvent la conséquence de désordres dans les membranes profondes de l'œil, et en particulier d'une inflammation très commune, l'irido-choroïdite.

Les lésions qu'on observe ordinairement dans le corps vitré sont le ramollissement, des exsudats de différentes sortes et des corps étrangers.

Le ramollissement simple du corps vitré (synchisis) ne peut guère être reconnu par l'examen ophthalmoscopique s'il ne se trouve pas dans ce milieu liquéfié de petits corpuscules noirâtres qui flottent et se déplacent avec rapidité. Mais cette condition se rencontre si fréquemment qu'elle nous servirait, dans la plupart des cas de synchisis, à faire le diagnostic, si le tremblotement de l'iris ne nous fournissait pas un signe caractéristique de cette curieuse affection.

C'est qu'en effet, Messieurs, on trouve très souvent dans le corps vitré des exsudats de différentes sortes. Les plus fréquents sont ces corpuscules fibro-albumineux qu'on voit se produire à la suite des irido-choroïdites, et qui, au milieu de la vitrine liquéfiée, sont d'une mobilité extrême. Parfois, cependant, ils paraissent, quoique très mobiles, fixés par un point de leur circonférence. Dans les deux cas, ils représentent une variété de ce que l'on connaît sous le nom générique de mouches volantes; car il y a des phénomènes analogues qui paraissent tenir à des impressions subjectives et exister *sine materiâ*.

Le récit des malades atteints de ces lésions doit déjà vous mettre sur la voie de ce que l'ophthalmoscope vous montrera plus tard. Ils vous diront : lorsque je remue rapidement la tête ou les yeux, ma vue se trouble, j'aperçois de petits corpuscules noirâtres qui s'agitent et m'empêchent de distinguer nettement les objets; puis, lorsque mon œil garde quelques instants le repos, ces corpuscules gagnent lentement la partie inférieure du globe et disparaissent. Comparez alors ce récit des malades avec l'observation faite par l'ophthalmoscope, et vous y trouverez la plus frappante analogie. Le miroir oculaire seul ou aidé de la loupe fait apercevoir dans le corps vitré une grande quantité de corpuscules noirâtres de formes très variées, de différents volumes, corpuscules qui sont mobiles, montent et descendent dans tous les mouvements de l'œil, enfin viennent plus tard se cacher derrière l'iris, quand la partie est en repos.

On soupçonnait bien autrefois l'existence de ces corpuscules flottants dans le corps vitré chez les individus atteints de mouches volantes, mais on n'en avait pas la certitude physique que donne l'ophthalmoscope.

Les corpuscules flottants du corps vitré sont quelquefois si nombreux et si ténus qu'ils troublent le fond de l'œil et ne laissent pas distinguer facilement la papille. Au lieu de la coloration rosée normale de la rétine, on aperçoit une surface d'un rouge jaunâtre. M. Desmarres a donné à cet état le nom de *corps vitré jumenteux*, pour exprimer une certaine analogie avec l'urine jumenteuse.

Des malades atteints de ces lésions ont une vue très affaiblie; mais il ne faut point désespérer de cet état, car on l'a vu s'améliorer au bout de quelques mois par la résorption ou l'agglutination de ces corpuscules.

Les exsudats qui flottent dans le corps vitré sont souvent plus volumineux et de formes plus distinctes. On les voit prendre l'aspect de filaments, de toiles d'araignées, etc., etc.

Quelle est la nature de ces corpuscules? On a soutenu que c'étaient des produits fibro-albumineux; je ne prétends pas le nier, mais je n'en ai pas de preuves convaincantes. On a dit aussi que ces corps flottants tenaient quelquefois à du sang épanché; rien ne semble moins prouvé que le rôle joué par le sang dans ce cas. Mais je vais bientôt revenir sur ce point.

Ces corps flottants de l'humeur vitrée ne peuvent pas être

confondus avec les opacités cristallines dont je vous ai parlé. Ces dernières se déplacent dans le sens du mouvement qu'éprouve l'œil, tandis que les exsudats du corps vitré s'agitent sans direction déterminée, de la façon la plus irrégulière.

Vous rencontrerez quelquefois dans le corps vitré une autre espèce de corps flottants, c'est dans la maladie connue sous le nom de synchisis étincelant. Cette singulière affection est caractérisée par la présence dans le corps vitré liquéfié de cristaux de cholestérine, cristaux aplatis, anguleux sur leurs bords, et qui, dans les mouvements de l'œil, se déplacent et étincellent de mille façons différentes. L'ophthalmoscope ne permet pas de confondre ces lamelles de cholestérine avec les exsudats dont je vous ai déjà parlé, car, sous les rayons lumineux projetés dans l'œil, ces cristaux brillent comme une pluie d'or. Si les malades atteints de synchisis étincelant viennent à agiter brusquement leur tête, on voit ces cristaux monter et descendre, et dans ces rapides mouvements se présenter, soit par leurs faces, soit par leurs bords, en renvoyant vers l'œil qui observe des feux d'une lumière aux brillantes couleurs.

Le tremblotement de l'iris et la perception de quelques mouches volantes sont souvent les deux phénomènes qu'on observe dans ce cas. Mais, d'ailleurs, ces cristaux de cholestérine ne persistent pas indéfiniment, et parfois, au bout d'un temps variable, on ne les aperçoit plus.

Une autre altération qui ne paraît pas rare dans le corps vitré, c'est l'épanchement sanguin que l'ophthalmoscope seul fait reconnaître. On doit soupçonner cette lésion quand l'individu a perdu subitement la vue, mais le miroir oculaire peut seul transformer cette présomption en certitude.

Je dois, Messieurs, vous communiquer ici quelques expériences que j'ai entreprises pour apprécier le mode de formation des épanchements sanguins dans le corps vitré, et vous en tirerez sans doute cette conclusion : que le sang ne s'infiltre pas dans le corps vitré normal aussi facilement qu'on le suppose. Voici d'ailleurs comment j'ai été amené à cette opinion : j'ai, sur plusieurs lapins, déchiré avec une aiguille à cataracte la choroïde et la rétine à la partie postérieure de l'œil, de façon à ouvrir quelques vaisseaux. L'œil, examiné immédiatement après cette déchirure, laissait voir à l'ophthalmoscope une suffusion sanguine profonde et générale. Si, cette expérience faite, on sacrifiait l'animal, il était facile de constater qu'un épanchement sanguin s'était produit sous la rétine et sous la choroïde, mais presque aucunement dans le corps vitré. Si l'on ne faisait cet examen que cinq à huit jours après l'expérience, on trouvait déjà l'épanchement sanguin en bonne voie de résorption sous la rétine comme sous la choroïde, et l'on ne voyait guère de traces sanguines dans le corps vitré. Il semble donc résulter de cette expérience que l'humeur vitrée ne s'infiltre pas facilement par le sang versé dans son voisinage. Mais nous devons nous rappeler qu'il s'agit ici d'un corps vitré normal, consistant; quand cette partie est le siége d'un ramollissement, les conditions sont tout à fait différentes, et il est facile de concevoir que le sang s'y infiltre très vite.

Quand on a pu observer un épanchement sanguin dans le corps vitré on a vu d'ordinaire le sang s'amasser dans la partie inférieure de l'œil derrière le cristallin, mais toute la vitrine restait profondément colorée et la papille ne se distinguait plus.

On pouvait, en dirigeant de divers côtés la lumière, arriver à éclairer vivement ces caillots sanguins, situés derrière le cristallin ; enfin peu à peu le sang se résorbait, la papille se montrait de nouveau et l'on a même pu reconnaitre sur les vaisseaux qui en sortaient un point noirâtre, trace évidente de la rupture vasculaire.

Cette résorption s'achève complétement et, à moins de phénomènes d'irido-choroïdite, il ne reste pas dans le corps vitré d'exsudats noirâtres; on ne peut donc attribuer au sang épanché cette variété de corpuscules.

Enfin, Messieurs, l'examen de l'œil à l'ophtalmoscope a mis hors de doute la possibilité de reconnaître facilement les cysticerques qui se développent dans le corps vitré; c'est **M.** de Graefe qui a le premier à l'aide de ce moyen aperçu ces helminthes. Dans les cas assez rares où l'on a observé des cysticerques dans le corps vitré, il se sont montrés avec les caractères zootaxiques qui les distinguent. Vous pouvez voir ici (Pl. ıı, fig. 4) un dessin qui vous donnera une très bonne idée de ces cysticerques intra-oculaires. Vous aper-cevez en *b* une masse arrondie, comme un sac distendu , c'est le corps de l'animal ; vient ensuite une partie retrécie , et allongée, c'est le col qui se termine par une figure pyriforme qui est la tête. Toute cette masse , nettement dessinée dans quelques cas , moins distincte dans d'autres, à cause de quelques exsudats concomitants, est d'un gris bleuâtre qui tranche assez bien sur le fond éclairé de l'œil ; elle masque plus ou moins, selon son volume, la papille du nerf optique *a* et les vaisseaux de la rétine. On la voit persister ainsi en conservant sa forme pendant un grand nombre de mois, mais on n'a guère pu étudier encore les changements que subissent dans l'œil ces curieux helminthes. On sait seulement qu'ils effectuent, mais avec lenteur, quelques mouvements, et par une observation attentive on a vu certaines parties de leur corps se déplacer.

Les cysticerques du corps vitré s'accompagnent assez souvent d'exsudats qui prennent dans ce milieu différentes positions. On a vu par exemple les vers vésiculaires plus ou moins masqués par ces exsudats, sortes de voiles jetés entre l'observateur et le cysticerque sous-jacent. Dans un cas que j'ai pu observer récemment, on voit sur le corps du cysti-cerque une plaque noirâtre très distincte.

Le diagnostic des cysticerques du corps vitré, impossible

avant la découverte d'Helmholtz, se fait aujourd'hui avec une remarquable facilité. En effet, les malades se plaignent d'un affaiblissement progressif de la vision, leur pupille est dilatée et peu mobile, le fond de l'œil n'a point changé de couleur, mais tous ces signes ne portent avec eux aucun caractère pathognomonique des désordres qui doivent tôt ou tard amener la perte de la vue.

Tout ce qui précède vous fera facilement comprendre que l'ophthalmoscope doit être encore d'un précieux usage pour reconnaître dans le corps vitré des corps étrangers venus du dehors et des cristallins abaissés. Il est possible, par ce moyen, de rechercher dans l'œil un corps étranger et de conduire sur lui l'instrument qui doit servir à l'extraire.

QUATRIÈME LEÇON.

MESSIEURS,

L'application de l'ophthalmoscope à l'examen des membranes superficielles et des milieux de l'œil nous a déjà fourni des résultats très importants ; mais c'est par l'étude des lésions profondes de cet organe qu'il est possible de mieux saisir encore l'utilité de ce précieux moyen d'investigation. En effet, les maladies de la choroïde et de la rétine qui échappaient naguère à un examen direct sont reconnues aujourd'hui avec la plus remarquable facilité et nous pouvons ainsi débrouiller l'histoire naguère encore si confuse des affections de l'œil qu'on a réunies sous le nom générique d'*amaurose*.

Ce mot *amaurose* (d'*αμαυροω*, j'obscurcis) exprime seulement un symptôme, la perte plus ou moins complète de la vision, sans rien indiquer des altérations physiques que peuvent présenter les membranes et les milieux réfringents de l'œil. On attribua pendant longtemps la maladie dont je vous parle à une prétendue paralysie du nerf optique et tout sembla dit avec cette hypothèse. Plus tard on s'aperçut que cette paralysie du nerf optique n'expliquait pas grand'chose. On dut reconnaître alors deux grandes variétés dans le groupe des amauroses et l'on distingua celles qui tenaient à des lésions cérébrales de celles qui provenaient de désordres oculaires. Mais cette distinction vraie ne pouvait être utilisée dans la pratique, et prendre véritablement place dans la science qu'au moment où l'on trouverait le moyen de reconnaître sur le vivant les troubles matériels des membranes internes de l'œil. En l'absence de ce moyen, on entra facilement dans le domaine des hypothèses, on admit en foule et sans raison probante différentes espèces d'amauroses. Ainsi naquirent les amauroses abdominale, ganglionnaire, irritative, etc., qui ont déjà disparu maintenant du cadre nosologique.

Sur quelles données, en effet, pouvait-on établir ces distinctions subtiles ? C'était sur des symptômes fonctionnels très souvent mal déterminés ou sur quelques signes physiques assez vagues, comme la congestion des vaisseaux sous-conjonctivaux, etc. Mais tout cela était véritablement insuffisant, et la découverte d'Helmholtz devait, dans ce coin de la pathologie oculaire, substituer à des suppositions sans fondement la certitude de l'examen physique.

Avant l'invention de l'ophthalmoscope, on avait senti le besoin d'éclairer par l'anatomie pathologique l'histoire des amauroses, et nous possédions déjà quelques bonnes études sur les maladies de la choroïde et de la rétine. Mais il restait à étendre ces recherches à un plus grand nombre de cas, à dissiper ce qu'elles laissaient encore d'obscur, enfin à bien saisir sur le vivant les rapports de ces lésions avec les signes fournis par l'éclairage de l'œil.

Depuis quelques années, Messieurs, un grand nombre de travaux ont été entrepris dans cette direction tant en France qu'à l'étranger et nous ont fourni une masse considérable de faits sur lesquels la critique doit maintenant exercer son contrôle. Ce sera là un travail assez compliqué mais qui n'infirme en rien la valeur des recherches ophthalmoscopiques, car il est déjà possible de faire sortir de tous ces matériaux un certain nombre de données incontestables, vérifiées par des milliers d'observateurs et qui permettent désormais de rattacher telle variété d'amaurose à une lésion physique nettement déterminée.

Je viens d'établir que l'anatomie pathologique et les recherches ophthalmoscopiques avaient désormais rendu incontestable l'existence de deux ordres d'amauroses : 1º les unes dans lesquelles la cécité provient d'une lesion cérébrale, 2º les autres où la perte de la vue tient à une lésion oculaire. On s'est bientôt aperçu, en poursuivant ces études, que les lésions oculaires étaient les plus communes, et qu'il était possible d'en distinguer sur le vivant plusieurs espèces bien isolées les unes des autres. L'ophthalmoscope nous a donc mis sur la voie de certaines localisations anatomiques qui font disparaître le mot amaurose pour lui substituer une dénomination plus en rapport avec la nature fondamentale de l'affection.

C'est en poursuivant les études sur les altérations de l'œil dans le groupe des amauroses qu'on est arrivé à découvrir qu'un très grand nombre de ces affections tenaient à des lésions de la choroïde. J'irai plus loin encore, Messieurs, et je crois pouvoir soutenir que la plupart de ces amauroses oculaires reconnaissent uniquement pour cause quelque lésion de cette membrane.

Lésions de la choroïde. La choroïde joue dans l'œil un rôle pathologique immense, et sur lequel on n'insiste pas assez selon moi. Beaucoup d'altérations de la rétine, du corps vitré, de l'iris, du cristallin ne sont en effet que des altérations consécutives à quelque lésion primitive de la tunique vasculaire de l'œil. C'est ce dont vous vous convaincrez dans la suite de ces leçons, mais, en deux mots, je dois vous dire que les lésions choroïdiennes sont d'une fréquence extrême dans le vaste groupe des amauroses ; il faut donc porter toute notre attention sur les phénomènes morbides qui se passent de ce côté. Les plus fréquents sont de nature inflammatoire, je vais donc vous parler d'abord de la choroïdite, et de ses principales variétés.

La phlegmasie de la choroïde se montre le plus souvent à l'état chronique, et, sous cette forme, il est possible d'en distinguer plusieurs variétés dont trois au moins doivent fixer notre attention. Ce sont : 1º la *choroïdite congestive*, affection curable ou dont on peut du moins pallier les principaux accidents, caractérisée par une injection plus ou moins considérable de la couche vasculaire de la choroïde, et qui répond à l'affection que vous désignez souvent sous le nom d'amblyopie congestive sans attacher à ces mots une signification bien déterminée ; 2º la *choroïdite exsudative*, affection d'une nature plus grave, car ses conséquences sont à peu près irrémédiables, caractérisée par des exsudats plastiques entre la choroïde et la rétine, exsudats qui compriment cette dernière membrane, y détruisent la sensibilité visuelle et subissent encore quelques modifications secondaires dont le dernier terme consiste dans l'ossification de la fausse membrane ; 3º enfin il faut rattacher à la choroïdite cette affection qu'on distingue sous le nom de *scléro-choroïdite-postérieure* et que quelques travaux récents doivent faire considérer comme une *choroïdite atrophique*.

Mais par sa marche insolite, cette dernière maladie exige une mention spéciale, et je vais d'abord vous parler des deux premières formes de la choroïdite.

Je dois maintenant, avant de vous exposer les signes ophthalmoscopiques de ces différentes phlegmasies choroïdiennes, vous dire quelques mots sur les symptômes généraux de la choroïdite. Ce seront, vous le comprendrez facilement, des indications très sommaires sur ce point, car ces leçons n'ont pour but que de vous montrer les ressources que l'ophthalmoscope fournit au chirurgien dans l'exploration de l'œil malade.

Caractères généraux de la choroïdite. — On ne voit pas dans l'œil des individus atteints de choroïdite chronique commençante de lésions bien sensibles si l'on ne fait pas usage des miroirs oculaires. En effet ces malades accusent seulement certains troubles fonctionnels, mais ce sont là des signes qui n'ont rien de caractéristique. Ils se plaignent surtout d'un affaiblissement notable de la vue. Il leur semble qu'un certain brouillard est placé entre leurs yeux et l'objet qu'ils examinent. Ce voile est d'une épaisseur variable suivant le degré de compression de la rétine. Tantôt c'est un léger nuage qui masque les contours nettement arrêtés dès objets, tantôt c'est quelque chose de plus obscur, et dans ce cas il n'est pas rare d'entendre les malades dire qu'ils voient tous les objets d'une couleur très sombre.

Ces troubles visuels s'accompagnent assez souvent de mouches volantes, de phantasmes lumineux, d'une certaine tension dans le globe, et quelquefois d'élancements assez douloureux. Le malade éprouve une gêne dans l'œil dont tous les mouvements sont un peu pénibles.

Si l'on examine les membranes extérieures de l'œil on découvre dans le tissu cellulaire sous-conjonctival et selon la direction des muscles droits, quelques vaisseaux rares et tortueux qui forment des anastomoses en arcade à 2 ou 3 ^{mm} de la cornée.

A mesure que la maladie fait des progrès, la pupille se dilate, devient paresseuse par la compression que subissent les nerfs ciliaires ; le globe oculaire acquiert de la dureté et se déforme, etc.

Vous voyez, Messieurs, que les signes de la choroïdite fournis par l'examen extérieur de l'œil sont peu nombreux et peu concluants. Les signes fonctionnels n'ont pas une valeur plus grande. C'est donc à l'ophthalmoscope qu'il faut avoir recours pour trancher la question. Voyons maintenant ce qu'il va nous fournir dans les deux premières variétés de la maladie.

1º La *choroïdite congestive* est une affection très commune ; elle atteint un grand nombre d'individus qui sans être aveugles voient mal et présentent de grandes alternatives dans leurs facultés visuelles. Ainsi chez l'hémorrhoïdiaire, chez la femme mal réglée, chez l'individu fortement constipé, là où la choroïdite congestive n'est pas rare, la compression de la rétine variera d'un jour à l'autre suivant le degré de la congestion choroïdienne. Aussi les individus atteints de cette affection passent promptement d'une vue assez nette à une vue obscurcie, nuageuse. Les choses peuvent rester en cet état pendant un temps très long, mais peu à peu l'on voit aussi se produire des lésions plus graves, irrémédiables, qui compromettent définitivement la vue.

Si l'on regarde avec le miroir concave les yeux des malades atteints de choroïdite congestive, on voit le fond de l'œil revêtir, au lieu d'une teinte rosée, une coloration d'un rouge foncé, uniforme, permanente pendant toute la durée de l'examen et offrant exactement l'aspect d'une portion de conjonctive très enflammée. C'est là un fait qui frappe tout d'abord l'observateur. On peut bien, en examinant longuement un malade, arriver à faire rougir vivement la surface rétinienne, mais l'on n'obtient jamais une coloration rouge brun permanente comme lorsqu'il s'agit d'une choroïdite.

Mais bientôt en faisant usage des lentilles biconvexe ou biconcave, on découvre mieux les détails de cette coloration foncée de l'œil. On voit alors, chez les individus blonds surtout, une couche de vaisseaux tortueux, inégaux, gorgés de sang et qui figurent à merveille une injection très fortement réussie de la couche vasculaire de la choroïde. Quand je veux donner de cette disposition une éclatante démonstration, j'examine l'œil avec l'ophthalmoscope fixe et la lentille biconvexe n° 12, j'obtiens ainsi un grossissement assez considérable, et rien n'est plus apparent que l'engorgement vasculaire de la choroïde. Vous pourrez constater sur plusieurs malades des salles de la clinique ce que j'avance ici, car la choroïdite congestive est une affection très fréquente, mais vous ne la verrez jamais mieux que sur une femme couchée au n° 17 et qui nous offre un type de choroïdite congestive.

Quand la couche pigmentaire de la choroïde est très-épaisse, comme chez les sujets très bruns, cela peut gêner dans l'examen ; mais si le malade est blond, ou dans la vieillesse, époque de la vie ou disparaît un peu le pigment, celui-ci se laisse facilement traverser par la lumière, et vous verrez de la façon la plus distincte l'engorgement vasculaire dont je vous parle.

2° *Choroïdite exsudative*. La choroïdite peut rester congestive pendant un temps considérable sans se modifier; mais, dans d'autres cas, la nature de la phlegmasie change facilement : elle devient exsudative. C'est là encore une forme très commune de la chloroïdite, mais il faut ajouter que c'est une forme très grave, car les lésions en sont à peu près incurables, à moins toutefois qu'elles ne soient sous l'influence de la syphilis constitutionnelle.

Les exsudats qui se font au-dessous de la choroïde, entre cette membrane et la rétine, sont de deux sortes; ce sont des *exsudats solides de lymphe plastique* ou des *exsudats séreux* analogues aux accumulations de sérosité produites dans d'autres régions du corps. Je vous parlerai plus loin des épanchements séreux à propos des décollements de la rétine, et je veux m'occuper seulement ici des exsudats plastiques.

Il se dépose le plus souvent entre la choroïde et la rétine une mince lamelle de lymphe coagulable qui s'étend comme un voile à la surface interne de la choroïde et se laisse apercevoir à travers la rétine transparente. Dans d'autres cas, l'exsudat est moins général; il se localise sur certains points, c'est une sorte d'exsudation pointillée.

Ces exsudats plastiques, d'abord mous, diffluents, subissent promptement différentes transformations; ils deviennent peu à peu cartilagineux et même osseux. On trouve alors entre les deux membranes de l'œil, soit une coque de tissu cartilagineux, soit une calotte hémisphérique de tissu osseux, comme vous pouvez le voir sur la pièce que je vous montre ici. Pendant longtemps on a cru que ces ossifications du globe oculaire tenaient à une transformation de la rétine, et vous les trouverez décrites sous le nom d'*ossifications de la rétine.* C'est une erreur. La rétine ne s'ossifie pas, et sur la pièce que je vous montre ici, comme sur beaucoup d'autres, vous pouvez facilement reconnaître la rétine en dedans et la choroïde en dehors de la fausse membrane ostéo-cartilagineuse. — Certes, sous l'influence de ces productions nouvelles, la rétine et la choroïde subissent des altérations graves; elles sont souvent amincies, résorbées en partie, décollées l'une de l'autre, perforées sur certains points; la choroïde est atrophiée et dépourvue de vaisseaux, la couche pigmentaire a subi aussi une altération particulière; mais vous ne reconnaissez pas dans toutes ces lésions la cartilaginification ou l'ossification de la rétine.

La lésion de la couche pigmentaire à laquelle je fais allusion est facile à reconnaître à l'examen cadavérique de l'œil. Soulevez doucement la rétine, et vous apercevez sur certains points la choroïde à peu près dépourvue de pigment, tandis que sur d'autres, ces granulations noires sont accumulées en quantité plus grande qu'à l'état normal.

Je ne vous donne ici que des indications anatomo-pathologiques très sommaires sur ces altérations de la choroïde, que je me propose de décrire plus longuement ailleurs; mais vous en savez maintenant assez pour bien comprendre la signification des images ophthalmoscopiques dans la choroïdite exsudative.

Dans les formes les plus légères de la choroïdite exsudative, dans la choroïdite syphilitique par exemple, vous apercevez au fond de l'œil un nuage léger, opalin qui part du pourtour de la papille et s'étend en s'affaiblissant du côté de l'*ora serrata*. On reconnaît avec la plus petite habitude de l'ophthalmoscope, que cet exsudat est post-rétinien et qu'on l'aperçoit à travers la rétine transparente. Je ne saurais, Messieurs, trop insister sur cette transparence de la rétine; c'est là un fait capital dans l'étude des exsudats sous-choroïdiens.

Si l'on peut suivre sur un malade le développement de cette choroïdite exsudative on voit l'exsudat sous-choroïdien devenir plus opaque, plus épais, et l'affaiblissement de la vue augmenter en proportion de l'épaisseur et de l'étendue de cet exsudat.

La choroïdite exsudative se manifeste aussi sous une

autre forme qu'on pourrait appeler la forme pointillée. On ne découvre plus cette tache nuageuse ou d'un blanc opaque au-dessous de la choroïde, mais une série de petits points d'un blanc grisâtre un peu saillants et qui, en se réunissant, finissent par recouvrir d'un voile assez épais la face antérieure de la choroïde. Ces exsudats plastiques d'un blanc opalin sont quelquefois rendus plus évidents par une bordure noire, complète ou incomplète, de granulations pigmentaires agglomérées. On reconnaît assez facilement que ces exsudats forment une légère saillie à la surface de la choroïde, et pour cela il suffit d'incliner de divers côtés le miroir, de façon à projeter la lumière obliquement sur l'exsudat. J'ai pu reconnaître facilement cette disposition sur l'œil d'un infirmier de l'hôpital Saint-Antoine ; cet homme avait depuis longtemps perdu la vue d'un côté, et l'on voyait des exsudats très nombreux sur la choroïde. On distinguait nettement les saillies que formaient ces exsudats et elles contrastaient avec des dépressions dans lesquelles le pigment s'était accumulé. Ces deux lésions, l'exsudat et l'agglomération pigmentaire, se succèdent en effet dans l'œil de ce malade sous la forme de bandes longitudinales, disposition qui n'est pas rare dans la choroïdite exsudative.

Cette maladie de la choroïde s'accompagne aussi de lésions secondaires, dont je dois maintenant vous parler. Vous trouverez à côté de l'exsudat plastique des taches brunes ou noirâtres formées par le pigment qui s'y est accumulé. C'est le résultat de l'altération décrite par quelques ophthalmologues sous le nom de *macération de pigment.*

Quand le pigment subit cette modification pathologique, il prend une teinte jaune orangée, au milieu de laquelle on voit encore, sous la même couleur, les vaisseaux de la choroïde. Cette remarquable lésion peut s'étendre de divers points de la membrane à toute sa surface, puis elle finit par disparaître pour laisser à sa place des taches blanches, formées par la choroïde atrophiée et la surface sous-jacente de la sclérotique.

Quand le pigment s'altère sur certains points, il n'est pas rare de le voir s'accumuler en excès sur d'autres. De là viennent ces taches noirâtres par plaque, sans forme ou allongées, qu'on voit souvent avec l'ophthalmoscope dans l'œil des malades atteints de choroïdite exsudative.

Enfin, messieurs, vous distinguerez encore entre ces exsudats plastiques, ou en arrière d'eux, une couche vasculaire très développée, et quelquefois des plaques hémorrhagiques, sur lesquelles je fixerai plus loin votre attention.

3° *Choroïdite atrophique (scléro-choroïdite postérieure)*. Je vais vous parler maintenant d'une dernière forme de la choroïdite bien étudiée, il y a longtemps déjà, par M. Sichel, mais sur laquelle la découverte d'Helmholtz a de nouveau appelé l'attention des observateurs, c'est la *scléro-choroïdite postérieure*, qu'on pourrait mieux désigner encore sous le nom de *choroïdite atrophique*, expression qui établirait de suite le caractère anatomique de la lésion fondamentale.

Depuis Scarpa, qui a fait connaître avec soin une des lésions ultimes de la choroïdite atrophique, il a été publié sur ce point de la pathologie oculaire un très grand nombre de travaux, parmi lesquels je veux seulement vous citer les mémoires d'Ammon, de Sichel, et plus récemment ceux de Ed. Jaeger, de Arlt, de Graëfe. Ces derniers surtout ont jeté un jour tout nouveau sur l'histoire de la choroïdite atrophique, et vous pourrez en prendre une connaissance exacte dans une très bonne dissertation inaugurale soutenue au commencement de cette année devant la Faculté, par M. Romain Noizet (1).

Les recherches qu'a sollicitées l'ophthalmoscope ont

(1) *Du staphylome postérieur*, mars 1858.

permis d'établir dans cette affection de l'œil une certaine concordance entre les lésions cadavériques et les signes observés sur le vivant. Aussi dois-je d'abord vous donner une idée sommaire de la maladie dont je vous parle et dont la fréquence est beaucoup plus grande qu'on ne le suppose, car sur un relevé de 1,000 amblyopiques, on a trouvé **420** individus affectés de choroïdite atrophique.

C'est une affection qui débute par une myopie progressive, et qui s'accompagne d'un certain degré d'amblyopie. Ces troubles visuels ne sont pas corrigés par l'emploi de verres concaves comme cela aurait lieu pour un simple vice dans l'accommodation de l'œil. Aussi le malade trouve-t-il que ses lunettes ne sont jamais bien disposées pour sa vue, et il les change très fréquemment.

Bientôt l'œil vient à se fatiguer du moindre travail, et larmoie très facilement. Le malade ressent alors une certaine gêne, des cuissons, des élancements, quelquefois même une légère douleur dans le globe.

Les choses peuvent rester dans cet état pendant un temps assez long, mais le plus souvent la maladie fait des progrès incessants. Le patient voit alors les objets d'une façon confuse, comme à travers un brouillard ; le champ de la vision diminue peu à peu, et le malade, pour bien distinguer ce qui est placé en face de lui, est forcé de diriger son œil sur le côté. — Il existe souvent aussi de la photophobie, et ce symptôme est proportionnel à certaines lésions dont je vais vous entretenir plus loin.

Examinez les yeux des individus atteints d'une choroïdite atrophique déjà avancée, et vous y constaterez une certaine déformation du globe, connue sous le nom de staphylome postérieur. C'est en faisant tourner l'œil fortement en dedans que vous apercevrez surtout cette saillie anomale dans la région postérieure et externe du bulbe. Ce staphylome, formé par la sclérotique et la choroïde atrophiées en ce point, se présente parfois avec une couleur noirâtre, lorsqu'on aperçoit la couche pigmentaire de la choroïde à travers la sclorotique amincie. En même temps que la partie postérieure et externe du globe se développe, la chambre antérieure s'agrandit.

Mais à mesure que le staphylome postérieur augmente, la vision diminue et se trouble de plus en plus ; les mouvements du globe deviennent de moins en moins faciles, et les malades finissent par ne plus pouvoir porter l'œil en dehors. Enfin, Messieurs, aux derniers termes de cette lésion, la vue est très obscure, et le malade n'aperçoit que d'une façon très incertaine les objets les plus rapprochés. La sensibilité à la lumière est très vive et s'accompagne de phantasmes lumineux, d'éblouissements, de mouches noires, fixes ou volantes, d'une tension très sensible dans l'œil, et souvent aussi d'un strabisme très convergent.

La pupille de ces malades est très dilatée, fort peu mobile et repoussée en arrière par le développement de la chambre antérieure.

Cette forme de choroïdite, Messieurs, a déjà dans son développement et dans ses symptômes un cachet particulier qui en fait une forme à part d'amaurose, qu'on ne saurait aujourd'hui confondre avec les autres. Mais vous allez voir combien l'ophthalmoscope rend cette distinction facile et prompte. — Je vais supposer dans ma description que nous examinons l'œil gauohe d'un malade par le procédé de l'image droite. (Voir Pl. **ii**, fig. 5.)

Vous apercevrez alors au premier degré de la maladie une sorte d'agrandissement de la papille, mais en fixant mieux les objets, vous reconnaîtrez très bien que cet agrandissement est produit par une tache blanchâtre en forme de croissant, dont la concavité repose sur la demi-circonférence externe de la papille, et dont le sommet est dirigé vers la tache jaune. Les vaisseaux qui sortent de la papille ont jusqu'alors conservé toute la netteté de leurs contours.

Plus tard, dans ce qu'on peut appeler le second degré de la maladie, la tache blanche s'est agrandie transversalement; ce n'est plus un croissant, c'est un cone tronqué à sommet dirigé en dehors. — Sa coloration d'un blanc nacré donne au fond de l'œil des reflets éclatants, et fait paraître la papille d'un gris mat. Quand la maladie marche très lentement, le bord externe de cette tache est limité par une courbe assez régulière, mais quand les progrès du mal sont plus rapides, c'est par des déchiquetures que finit cette plaque blanche.

L'étendue plus grande de la lésion permet de distinguer avec une remarquable facilité les vaisseaux qui, au sortir de la papille, se ramifient sur cette tache nacrée. On voit alors quelque chose d'assez curieux, c'est un enfoncement apparent des vaisseaux au bord externe de la tache blanche. Mais en réalité ces vaisseaux ne changent pas de place, et cette illusion est due seulement à une différence tranchée entre la coloration de la tache morbide et celle de la rétine normale. Cette dernière, grâce à ces effets de couleur, paraît d'une coloration sombre; le réseau vasculaire n'y est pas aussi distinct qu'au niveau de la tache blanche, et il semble ainsi relégué sur un plan postérieur.

Je dois insister ici sur un fait remarquable : c'est qu'à ce degré de la maladie, les individus voient encore assez bien. Il ne paraît y avoir là qu'un simple élargissement du *punctum cœcum*. Mais lorsque la tache blanche a fait des progrès jusqu'au voisinage de la *macula lutea*, les malades aperçoivent alors une tache sombre qui gêne la vision, surtout pendant la lecture; ils voient aussi des reflets brillants et colorés, des phantasmes lumineux dus à une réflexion anomale de la lumière sur la plaque nacrée.

Enfin, au dernier degré de la maladie, la tache blanche *a* s'est étendue encore et a pris une forme ovalaire à grand diamètre transversal; elle dépasse aussi le point qui correspond à la tache jaune. Son pourtour est très déchiqueté, et ces déchiquetures sont bordées par des agrégats de pigment qui les font ressortir davantage. Il n'est pas rare, surtout si la maladie dure depuis longtemps, de voir du pigment de nouvelle formation sur cette plaque blanche.

On découvre assez souvent, dans ces états avancés de la maladie, une nouvelle tache blanche *b*, en croissant, sur la demi—circonférence interne de la papille, et celle-ci se trouve ainsi complétement isolée. Ces deux taches, l'une interne, l'autre externe, ne sont pas toujours sur le même plan, mais elles se rejoignent à leurs extrémités, de façon à circonscrire la papille *c* comme un îlot.

J'ai voulu, Messieurs, vous faire une description type de la choroïdite atrophique, mais je ne dois pas vous laisser ignorer les lésions secondaires qui en masquent souvent le cachet original, et qui contribuent pour la plupart à la perte de la vue. On connaît en effet des cas où la tache blanche seule était très étendue, passait au-dessous de la *macula lutea* sans que la rétine fût altérée et que la vue fût abolie.

Ces lésions secondaires, qui deviennent alors le fait principal, sont de différentes sortes. C'est d'abord l'altération du pigment dont je vous ai déjà entretenus; ses éléments se dissocient, puis disparaissent sur certains points et s'accumulent sur d'autres. De là des taches, des bandes noirâtres sur divers points de la choroïde. Cette membrane, en dehors de la tache blanche, n'est plus aussi dans les conditions normales. Les vaisseaux engorgés sont d'une teinte rouge assez claire, et les espaces intervasculaires sont devenus plus sombres par une accumulation de pigment; ainsi sur les différentes parties de la choroïde ce sont des teintes très variées. — La rétine éprouve très souvent des changements notables dans sa structure. Les vaisseaux rétiniens au niveau de la tache blanche s'effacent peu à peu et disparaissent; il se forme sur la rétine de petits exsudats grisâtres très faciles à distinguer par leur coloration, leurs rapports, etc.

Les milieux de l'œil, à la dernière période de la choroïdite atrophique, subissent des troubles profonds qui contribuent à la perte de plus en plus grande de la vision. Le corps vitré se liquéfie et se remplit de corpuscules et de filaments opaques qui flottent au milieu de ce liquide. Le cristallin n'échappe pas à ces altérations secondaires. Il se développe au pôle postérieur de l'œil une tache opaque que l'ophthalmoscope reconnaît facilement. Cette cataracte capsulaire centrale postérieure à marche très lente a pu naguère en imposer sur la véritable nature du mal, mais aujourd'hui, grâce aux progrès de l'exploration physique de l'œil, cette erreur n'est plus possible.

Voilà, Messieurs, des signes ophthalmoscopiques faciles à reconnaître, mais pour bien les interpréter, il faut que vous fassiez avec moi l'examen anatomique d'un œil atteint de scléro-choroïdite postérieure; de la sorte, vous arriverez à vous convaincre que la maladie dont je vous parle a un cachet particulier et est tout à fait différente de la choroïdite exsudative dont je vous ai déjà entretenus.

Si vous examinez un œil déjà malade depuis longtemps, vous constaterez qu'il est déformé à son pôle postérieur et qu'il mesure dans son diamètre d'avant en arrière un allongement variable. Ainsi, au lieu de 0, 22^m, à 0, 24^m, vous trouverez de 0, 28^m, à 0, 32^m. Cet agrandissement est surtout formé par un staphylome postérieur, développé presque toujours au côté externe du nerf optique. Si le staphylome est double, la saillie externe sera primitive et la plus volumineuse. Vous serez frappés de la coloration bleuâtre de ce staphylome, de sa faible consistance, car dans quelques cas les membranes sont si amincies en ce point qu'on peut craindre leur rupture.

Si vous ouvrez le globe oculaire, vous apercevez à l'œil nu la tache blanche en croissant ou conique, limitée à la demi-circonférence externe de la papille ou la circonscrivant complétement. Vous voyez de suite qu'aucun des détails de cette tache n'a échappé à notre examen fait avec le miroir oculaire. Mais cette tache blanche ne correspond pas à toute l'étendue du staphylome.

Pour bien comprendre, Messieurs, la structure de cette plaque blanchâtre, il faut isoler les unes des autres les membranes du globe oculaire. Vous trouverez d'abord la sclérotique très amincie et devenue transparente. De fines dissections, dues à l'habileté anatomique de M. Ed. Jaeger, ont démontré une déformation assez notable du cercle artériel constitué par les artères ciliaires postérieures au point d'entrée du nerf optique.

Vous savez, Messieurs, qu'en dedans et en dehors du nerf optique, il existe deux branches artérielles qui longent ce nerf et pénètrent dans la sclérotique à une distance variable. Ces deux vaisseaux se bifurquent dès leur entrée dans la sclérotique, et forment, à l'aide de ces divisions, un véritable cercle artériel autour du nerf. — C'est ce cercle qui se déforme très notablement dans le staphylome. Son arc extérieur s'agrandit suivant sa flèche et s'éloigne d'autant du nerf optique.

Si, après avoir coupé circulairement la sclérotique, vous voulez vous assurer de l'état général de la choroïde, vous la trouverez souvent décolorée dans une assez grande étendue. Le pigment superficiel a subi un certain degré de macération ; quelquefois même le pigment intervasculaire a fini sur certains points par disparaître à son tour. Mais partout ailleurs qu'au niveau de la tache blanche, la couche vasculaire de la choroïde existe.

A mesure qu'on se rapproche de cette tache, on voit la choroïde s'amincir, et aux limites de la coloration blanche, on trouve qu'elle commence à adhérer à la sclérotique. Cette adhérence est marquée par la disparition des vaisseaux. En effet, Messieurs, dans toute l'étendue de la tache blanche, la couche vasculaire de la choroïde a disparu et n'est plus remplacée que par un tissu cellulaire très fin. Ainsi ont fusionné les deux membranes, et l'on ne trouve entre elles *aucun exsudat, aucun dépôt plastique.*

A la circonférence de cette tache, il vous sera facile de découvrir de petites accumulations de pigment, reconnaissable à sa couleur et à sa structure.

Quand les lésions dans l'œil examiné ne sont pas anciennes, on trouve la rétine à l'état normal et complétement isolable de la choroïde, même au niveau de la tache blanche. Mais peu à peu, à mesure que l'œil devient staphylomateux, la rétine se distend, la tache jaune s'éloigne de la papille, quoique les vaisseaux conservent leur disposition normale. Enfin, plus tard encore, la rétine très distendue finit par contracter des adhérences avec la tache blanche, elle se soude, se fusionne avec elle, et à la longue peut disparaître à son tour. Elle devient aussi le siége de lésions secondaires, d'exsudats, de décollements, etc.

Enfin, Messieurs, vous trouverez aussi le corps vitré liquide et la lentille cristalline opaque dans son pôle postérieur. Mais j'en ai dit assez pour bien vous faire comprendre la nature et le développement de la tache blanche.

Ce n'est, vous le comprenez maintenant, la conséquence d'aucun exsudat sous-choroïdien, comme on a pu le croire; mais cette tache blanche est uniquement due d'abord à ce

qu'on aperçoit la surface interne et nacrée de la sclérotique
à travers la choroïde amincie ou effacée, et la rétine transparente ou atrophiée à son tour. La disparition du pigment,
l'oblitération et la résorption de la couche vasculaire de la
choroïde sont deux conditions essentielles pour la production de ce curieux phénomène pathologique.

Enfin, Messieurs, les faits dont je viens de vous entretenir sont aussi faciles à constater que ceux qui se rapportent à l'étude de la conjonctivite, de la cataracte, et
vous n'aurez aucune difficulté à les vérifier , car les
lésions de la choroïdite atrophique sont d'une fréquence
extrême.

Je dois maintenant vous parler d'un accident qui souvent
prend sa source dans l'état congestif de la choroïde , l'*hémorrhagie* produite par la rupture des vaisseaux choroïdiens. C'est là, Messieurs, un accident assez commun et
que vous pourrez déjà soupçonner au seul récit des malades.
Ceux-ci vous raconteront souvent qu'après avoir eu pendant
quelque temps de la lourdeur dans la tête, de la tension ou
de la douleur dans l'œil, avec un affaiblissement momen-
tané de la vision, ils ont subitement perdu la vue du côté
malade. C'est quelquefois le matin en se levant qu'ils s'a-
perçoivent de cette cécité subite. Cela survient encore assez
souvent à la suite d'un violent effort, de vomissements opi-
niâtres, etc. — Dans un grand nombre de cas, la vue n'est
pas tout à fait éteinte, mais le malade a dans l'œil des
taches noirâtres qui l'abolissent dans telle ou telle direction
ou qui masquent la moitié des objets.

Examinez ces yeux avec l'ophthalmoscope , et vous
découvrirez que cette cécité subite est assez souvent la
conséquence de quelque rupture des vaisseaux choroïdiens.
L'épanchement sanguin peut prendre ici plusieurs formes ;
c'est tantôt une hémorrhagie en nappe entre la choroïde et

la rétine ; tantôt un épanchement de sang qui soulève cette dernière membrane ; ou bien enfin la rétine se perfore en un point, et par là le sang pénètre dans le corps vitré. Ce sont là trois variétés de l'épanchement sanguin que l'ophthalmoscope permet de distinguer.

Dans le premier cas on s'aperçoit qu'en projetant de la lumière dans l'œil on ne l'éclaire pas vivement comme à l'état normal, et dès qu'on se sert du procédé par l'image renversée, on découvre sur un plan postérieur aux vaisseaux de la rétine une ou plusieurs plaques rouges, opaques, concaves, uniformes, et qu'on ne peut pas avec un grossissement plus fort décomposer en un réseau vasculaire, c'est enfin une nappe de sang aussi distincte que celle que vous observez dans l'ecchymose sous-conjonctivale.

Quelquefois l'épanchement sanguin occupe toute l'étendue de la choroïde, et par la compression qu'il exerce sur toute la rétine, il peut abolir complétement la vue ; dans d'autres cas, l'épanchement est partiel, et dans l'intervalle des taches sanguines, on distingue nettement les vaisseaux de la choroïde ; enfin dans un cas que j'ai observé, l'hémorrhagie choroïdienne était pointillée.

Dans d'autres conditions, ce n'est pas une simple infiltration sanguine sous la choroïde ; le sang épanché hors de ses vaisseaux décolle la rétine, la soulève en avant et s'accumule à la partie inférieure de l'œil. On reconnaît alors avec l'ophthalmoscope une tache sombre, saillante, et cette saillie se manifeste par l'impossibilité où l'on se trouve de l'éclairer complétement d'un même jet de lumière. Il faut pour cela faire un peu varier la position du verre convexe, et de cette façon l'on parcourt ainsi toute la saillie de l'épanchement sanguin.

Enfin, Messieurs, la rétine peut être perforée par l'épanchement de sang. On a pu constater ce délicat accident et suivre la marche rétrograde de l'extravasat sanguin. Vous trouverez dans les *Archiv für ophthalmologie*, de Arlt, Donders et Graefe (1), un exemple remarquable de cet accident, observé par le professeur Esmarch, à Kiel. C'était sur une femme anémique d'une quarantaine d'années. On voyait en dehors et au-dessus de la papille une petite déchirure ovalaire de la rétine, et à travers les deux lèvres de cette déchirure sortait une masse d'un rouge brun, arrondie à son sommet, une forte goutte de sang dont on a pu facilement suivre la résorption progressive jusqu'à ce qu'on n'ait plus trouvé qu'une petite tache blanche sur la cicatrice de la rétine. Vous pourrez, en jetant les yeux sur la planche qui accompagne ce travail, vous rendre bien compte des différentes phases de cette hémorrhagie.

Quand on observe de simples épanchements sanguins sous la choroïde, on les voit aussi s'effacer progressivement. Ces plaques ont à leur début une coloration d'un rouge intense, mais elles deviennent peu à peu plus pâles, et la vue du malade s'améliore dans la même proportion. Cependant cette résorption n'est presque jamais complète ; à la place de la tache sanguine il reste une coloration d'un blanc jaunâtre, et du pigment en circonscrit les limites. Cette nouvelle tache et le cercle qui l'entoure sont désormais indélébiles.

Il existe encore, Messieurs, quelques autres altérations de la choroïde qui peuvent gravement compromettre la vue ; mais elles sont assez rares et assez peu étudiées. Je dois donc me borner à vous les signaler.

C'est d'abord l'absence de la couche pigmentaire chez les albinos. Cette anomalie permet d'examiner avec la plus grande facilité les moindres détails de la structure vasculaire de la choroïde. On ne peut que mentionner la présence

____

(1) Vol. IV, p. 350.

des *tubercules* dans cette membrane, car les faits de ce genre doivent être soumis à un examen nouveau et approfondi.

Enfin, la plus singulière de ces lésions assez peu communes de la choroïde, c'est celle que M. Donders a étudiée sous le nom de *dégénérescence colloïde*, et qui se traduit par des boules brillantes, uniques ou disposées par groupes, toujours circonscrites par un anneau très foncé de pigment. C'est une altération qu'on a observée surtout dans la vieillesse, et sur la nature de laquelle chacun est encore loin de s'entendre... Je vous la signale en vous engageant à en faire de nouveau le sujet de quelques recherches.

CINQUIÈME LEÇON.

MESSIEURS,

J'ai entrepris de passer en revue devant vous les différentes altérations qu'on peut découvrir en éclairant le fond de l'œil et je vais examiner aujourd'hui les lésions de la rétine. Mais avant d'aborder ce sujet si intéressant et si peu connu, je dois vous rappeler que les maladies des membranes oculaires ne sont pas aussi bien isolées dans la nature que dans la présente description. Cela est surtout vrai pour les lésions de la rétine qui vont faire le sujet de cette conférence. En effet, Messieurs, dans un grand nombre de cas, la rétine n'est pas primitivement malade. C'est dans la choroïde que commencent les troubles organiques, et les altérations rétiniennes sont secondaires. Cette proposition est souvent facile à vérifier lorsque la rétine est encore transparente et laisse apercevoir les moindres détails de la choroïde. Vous pourrez ainsi avoir reconnu depuis longtemps des lésions de cette dernière membrane lorsque la rétine commencera à s'altérer.

La démonstration de ce fait repose sur une condition essentielle dans cet examen ophthalmoscopique, je veux parler de cette transparence parfaite de la rétine qui, comme une glace permet de distinguer les objets situés derrière elle. J'ai souvent, durant le cours de ces leçons, insisté sur cette particularité et j'y reviens encore pour la graver profondément dans vos esprits, car sans la connaissance exacte de ce phénomène il est impossible de rien comprendre aux recherches que nous poursuivons avec les ophthalmoscopes.

Si vous voulez étudier complétement une rétine malade il faut d'abord découvrir la papille du nerf optique et, partant de là, explorer successivement les divers points de la surface rétinienne jusqu'au voisinage de l'*ora serrata*. C'est par le procédé de l'image renversée qu'il faut faire d'abord cette exploration générale; puis vous reprendrez soit par le procédé de l'image droite, soit à l'aide de mon ophthalmoscope fixe les divers détails de cette surface qui se montreront alors à vous avec un grossissement considérable.

Vous rencontrerez parfois une certaine difficulté à trouver la papille parce qu'elle n'occupe pas tout à fait sa position normale. Vous devrez alors vous servir de certains artifices pour la mettre bien en lumière. Ainsi, sur un amaurotique qui est dans une des salles de l'hôpital Necker pour une choroïdite congestive très intense, il faut pour bien découvrir la papille diriger dans l'œil du malade très obliquement de haut en bas les rayons lumineux. Cette anomalie dans l'entrée du nerf optique s'accompagne quelquefois, dit-on, d'un léger strabisme; mais cette opinion mérite encore examen avant d'être admise.

Les lésions de la rétine les plus communes et les plus
faciles à observer sont des lésions vasculaires et en particulier la dilatation et la multiplication des vaisseaux.

Les vaisseaux de la rétine sont spontanément dilatés chez
quelques individus sans que la faculté visuelle soit moin-
drement altérée, mais très souvent cette dilatation vasculaire morbide succède à une choroïdite; on peut aussi la provoquer, soit par la fatigue d'un examen ophthalmoscopique
trop prolongé, soit en comprimant légèrement le globe
oculaire. Dans tous les cas, on aperçoit sur la papille des
vaisseaux variqueux et qui décrivent parfois des sinuosités
étendues. Cette *hyperémie de la papille* est facile à constater à cause de la surface nacrée sur laquelle reposent les
vaisseaux variqueux; elle ne reste pas limitée à l'entrée du
nerf optique; car on la constate aussi bientôt sur le reste
de la surface rétinienne.

On trouve assez souvent avec cette hyperémie de la papille
une certaine tension du globe oculaire, un léger affaiblis-
ment de la vue, un peu d'héméralopie, etc.; mais ces
symptômes sont en général peu développés. L'hyperémie,
que l'on provoque artificiellement, soit par la compression
de l'œil, soit par un examen ophthalmoscopique trop long,
se dissipe après un certain temps et ne laisse après elle
aucun trouble de la vision.

Quand ces vaisseaux de la rétine sont très dilatés, on y
constate manifestement le pouls veineux, phénomène que
l'on n'observe à l'état normal que chez un certain nombre
d'individus et dans certaines circonstances, où la circulation générale est accélérée, comme après une longue course,
un effort, l'ascension rapide vers un lieu élevé; c'est seulement dans les veines que vous observerez ces battements,
et encore ne les trouverez-vous pas toujours.

La *congestion rétinienne* dont je vous parle n'est que
le premier degré d'un état plus grave de la rétine, dans

6

lequel le travail phlegmasique se caractérise d'une façon plus tranchée. Je veux parler ici de la *rétinite* dont vous retrouverez encore deux formes, comme dans la choroïdite, l'une particulièrement marquée par le développement des vaisseaux propres de la rétine et par la formation de vaisseaux nouveaux, l'autre qui tend à la production des exsudats et qu'on peut bien désigner sous le nom de rétinite exsudative.

Je ne dois vous parler ici que de la forme chronique de cette maladie, car, dans la rétinite aiguë, affection du reste fort rare, il vous serait entièrement impossible de faire usage du procédé de diagnostic dont je vous entretiens. — Ce n'est pas avec l'horrible photophobie que provoque la rétinite aiguë qu'on pourrait se servir des ophthalmoscopes. Mais, dans les formes chroniques de ces lésions, il est absolument indispensable de recourir aux miroirs oculaires si l'on a le moindre dessein de donner quelque exactitude au diagnostic. Cela est d'autant plus utile que les symptômes généraux de la rétinite paraissent à peu près les mêmes que ceux de la choroïdite, et cependant, au seul point de vue de la gravité, les lésions sont absolument différentes.

Ainsi dans la forme la moins grave de la rétinite, dans celle qu'on peut appeler la *rétinite congestive*, la faculté visuelle est assez bonne si le malade ne s'applique point à travailler des objets fins ou à une lecture trop prolongée; car, dans ces derniers cas, la vue ne tarde pas à se troubler par des nuages, des mouches volantes, etc., etc., et le malade distingue mal les fins détails; il éprouve de la chromatopsie; les lettres des livres sautillent devant ses yeux, perdent leurs formes nettes, changent de couleur et finissent bientôt par ne plus être distinguées du tout. Assez souvent ces phénomènes s'accompagnent d'un véritable strabisme provoqué par la nécessité où se trouve le malade pour bien voir d'imprimer à ses axes optiques une direction anomale.

A ces troubles fonctionnels s'ajoutent fréquemment des troubles physiques perçus par le malade. Ainsi l'œil semble roide, engorgé, tendu, et ne roule pas facilement dans l'orbite; il est le siége de quelques élancements et même de douleurs assez vives, la pupille est contractée, et il existe dans l'épaisseur de la sclérotique, autour de la cornée, une rougeur vive, tenace, qui annonce quelque phlegmasie des membranes internes.

Vous voyez là, Messieurs, une forme d'amblyopie dont les traits sont notablement différents de celles que vous connaissez déjà; on la désigne quelquefois sous le nom d'*amblyopie irritative;* mais les recherches faites avec l'ophthalmoscope autorisent à lui donner aujourd'hui un nom plus conforme à sa véritable nature.

Dès que vous aurez adapté votre ophthalmoscope pour bien découvrir la papille du nerf optique, vous serez frappé, dans les cas dont il est question, par la grande quantité de vaisseaux qui la recouvrent. Souvent même l'injection vasculaire est si considérable, qu'on n'aperçoit plus la papille; on reconnaît seulement sa place à la disposition rayonnante des vaisseaux qui d'un point central se répandent sur tout le reste de la rétine. La papille est recouverte d'un pannus vasculaire, comme la cornée dans la kératite panniforme. Ce développement des vaisseaux très marqué au niveau de la papille se continue plus loin qu'elle, et l'on découvre une très forte injection de tous les vaisseaux rétiniens.

Jusqu'alors il ne s'agit que d'une rétinite congestive, et cet état peut coïncider avec une vision assez distincte; mais très souvent ces phénomènes prennent un caractère plus marqué de gravité, et le malade finit par devenir peu à peu aveugle. Ainsi la vision perd chaque jour de sa netteté; les objets ne s'aperçoivent plus qu'à travers un épais brouillard, et le champ visuel se rétrécit de plus en plus. Le malade

souffre davantage de la lumière, et, sous l'influence de toute
cause excitante, comme un choc, quelques excès de table,
il aperçoit des phantasmes lumineux, des étincelles brillantes, impressions subjectives qui le fatiguent et le tour-
mentent.

Mais à ces phénomènes qui annoncent une certaine exci-
tabilité de la rétine succèdent bientôt des signes qui
prouvent que cette sensibilité s'éteint peu à peu. Ainsi le
malade découvre dans le champ de la vision des taches
noires de plus en plus grandes et qui ôtent à la faculté
visuelle ses dernières ressources. En même temps la pupille
se dilate et devient immobile; mais, à l'exception de ces
deux derniers signes, l'œil en dehors des crises paraît à
peu près normal.

Cette seconde phase de la rétinite est marquée par le
dépôt d'exsudats fibrineux qui recouvrent une certaine étendue de la surface rétinienne, et vous allez reconnaître avec
moi que l'examen avec l'ophthalmoscope est seul capable
de vous donner la notion exacte de ces lésions.

Vous êtes d'abord frappé en éclairant le fond de l'œil de
l'état trouble de la surface rétinienne, qui ne renvoie plus
une aussi grande quantité de lumière qu'à l'état normal. La
papille est plus ou moins rouge, plus ou moins recouverte
d'une couche vasculaire; mais ce qui frappe plus particulièrement votre attention, c'est la production d'une plaque
blanchâtre, d'épaisseur variable, qui s'étend du pourtour
de la papille dans la direction de l'*ora serrata*. Vous trouverez ici plusieurs variétés d'aspect. C'est tantôt un exsudat
léger jeté entre les vaisseaux qui sortent du centre papillaire; tantôt c'est une plaque blanche plus épaisse, saillante
même, et qui cache tout à fait les branches vasculaires au-
devant desquelles elle se dépose. On peut assez souvent apercevoir des vaisseaux qui pénètrent dans l'intérieur de ces
plaques exsudatives. Sur une jeune fille, atteinte de cette

maladie, et dont j'ai dessiné l'œil, on voyait très nettement un vaisseau pénétrer dans un exsudat rétinien, rester
visible quelque temps encore à travers la couche plastique,
disparaître ensuite entièrement puis se montrer de nouveau
au delà de la tache blanche.

Vous reconnaîtrez à cette remarquable disposition des
des vaisseaux que vous n'avez pas affaire à un exsudat
sous-choroïdien. Il faut ajouter que ces exsudats partent des
divers points de la papille, qu'ils se montrent surtout en
haut et en bas suivant la direction des vaisseaux, et qu'en
cela ils diffèrent encore des taches blanches formées par la
scléro-choroïdite postérieure.

Les exsudats rétiniens se recouvrent parfois d'une couche
vasculaire nouvelle, et l'on distingue alors très nettemen
le lacis des vaisseaux sur la plaque blanchâtre sous-jacente.

J'ai souvent rencontré le premier degré de cette rétinite
exsudative sous la forme de traînées d'un blanc grisâtre qui
suivent les deux bords des vaisseaux de la rétine. Cela
représente bien alors ce que nous savons de la formation
des exsudats au pourtour des vaisseaux.

De semblables dépôts sur la rétine peuvent exister pendant longtemps sans détruire absolument la vue ; mais,
quand ils recouvrent la tache jaune, la vision est entièrement perdue.

On voit encore assez souvent une lésion de la rétine sur
la nature de laquelle il ne m'est pas possible de vous donner une explication satisfaisante. Ce sont des rayures assez
régulières qui partent du pourtour de la papille et qui se
dirigent d'arrière en avant sur une certaine étendue de
la rétine. Enfin, Messieurs, vous verrez presque toujours
coïncider avec les altérations de la rétine les lésions de la
choroïde dont je vous ai déjà entretenus.

Hémorrhagie rétinienne. Une conséquence fréquente de la
rétinite congestive, c'est l'apoplexie de la rétine, lésion qui

se traduit soit par une perte subite, complète ou partielle de la vue, soit par un trouble visuel plus ou moins considérable. Une hémorrhagie cérébrale peut abolir immédiatement les fonctions de l'œil, mais très souvent la cécité subite est due à quelque rupture des vaisseaux rétiniens. Il se produit à la surface de la rétine, ce que vous voyez se former sous la conjonctive à la suite de quelques efforts, de vomissements énergiques. Dans la néphrite albumineuse, ces hémorrhagies rétiniennes ne sont pas rares ; on les voit aussi se produire sans cause connue.

Il vous serait impossible, sans le secours de l'ophthalmoscope, de reconnaître la lésion dont je vous parle, car l'œil n'a guère subi de changements notables. Son fond semble un peu trouble, mais sa pupille est mobile, et il n'existe point de signes extérieurs de la lésion intra-oculaire. Examinez votre malade avec l'ophthalmoscope, et vous ne tarderez pas à être fixé sur la nature de son affection.

C'est quelquefois sur la papille que se produit l'hémorrhagie, et vous apercevez alors au point d'origine des vaisseaux une plaque rouge au lieu d'une plaque blanche. La papille est ainsi complétement obscurcie par l'épanche-chement sanguin. Vous pouvez voir, sur la fig. 6 de la planche ii, un dessin qui représente bien cette curieuse lésion.

Dans d'autres cas, les plus fréquents, on voit sur un point de la surface rétinienne une plaque rouge située sur le même plan que les vaisseaux de la rétine et qui diffère notablement par sa couleur des conditions normales. Enfin, j'ai vu l'hémorrhagie rétinienne se faire à la fois sur un grand nombre de points et simuler assez bien ce qu'on a appelé le sablé hémorrhagique du cerveau.

L'examen par le procédé de l'image droite, procédé qui grossit assez fortement les objets, permet de reconnaître quelquefois l'endroit du vaisseau qui a été rompu. On découvre, en un point de ce vaisseau, un certain amas de sang noir, et, à mesure que le sang se résorbe, on voit mieux la rupture vasculaire.

Ces épanchements sanguins ne restent pas stationnaires ; ils éprouvent un mouvement rétrograde qu'on peut suivre facilement en examinant l'œil avec l'ophthalmoscope. Ainsi la tache d'un rouge brun devient peu à peu moins foncée, puis jaunâtre et diminue en même temps de largeur. Du pigment se développe en général au point occupé par cette tache hémorrhagique ou à sa circonférence. — Dans un cas, j'ai vu à la place du foyer sanguin une petite tache rouge qui ressemblait assez à un dépôt d'hématoïdine.

Voilà, Messieurs, des lésions de la rétine sur la nature desquelles on ne peut pas conserver de doutes. On sait qu'il s'agit ici d'un dépôt sanguin, et, comme confirmation de ce fait, on observe une résorption progressive de l'épanchement. Mais on n'a pas de renseignements aussi précis sur la lésion qu'on désigne sous le nom d'*œdème de la rétine* et dont la nature est loin d'être bien connue. Mais, quoi qu'il en soit, on observe assez souvent dans certaines amauroses une sorte de boursouflure de la rétine autour de la papille et dans tout le fond de l'œil une coloration d'un blanc grisâtre moins vive qu'à l'état normal. On peut alors assez bien comparer l'aspect de la rétine à celui de certains chémosis inflammatoires ; mais cette comparaison n'affirme rien sur la nature de cette lésion qu'on a crue liée assez souvent à la syphilis constitutionnelle.

Dans l'ensemble des altérations dont je viens de vous entretenir, le système vasculaire de la rétine est congestionné ; les vaisseaux qui sortent de la papille sont volumineux, dilatés même jusqu'au point de se rompre. En regard de ces désordres vasculaires, il faut maintenant placer l'*anémie de la rétine*, anémie congénitale ou acquise et qui s'annonce par une diminution dans le nombre et le calibre des vaisseaux. On a même vu les vaisseaux qui sortent de la papille disparaître complétement, et la papille n'est plus reconnaissable que sous la forme d'une tache circulaire d'un blanc nacré ou grisâtre. On a constaté cette absence complète de vaisseaux chez quelques aveugles-nés; on l'a rencontrée aussi dans ces amauroses cérébrales qui s'accompagnent d'une atrophie progressive du nerf optique. L'artère centrale de la rétine s'efface peu à peu comme le nerf qui la supporte; elle finit par s'oblitérer et ses ramifications rétiniennes sont à peine reconnaissables.

C'est dans de semblables conditions qu'on observe aussi une *atrophie de la rétine et de la papille.* J'ignore le moyen de reconnaître cette lésion dans l'épaisseur de la rétine; mais il est assez facile de découvrir l'atrophie de la papille. Je ne pense pas que cette dernière lésion soit aussi fréquente dans la nature que dans les consultations de quelques oculistes; cependant vous pourrez la constater quelquefois. La surface blanche de la papille est plus ou moins diminuée de volume; au lieu d'être à peu près circulaire, elle est échancrée sur divers points de sa circonférence. Pour bien vous rendre compte du degré de l'atrophie, il faut examiner le malade avec les mêmes verres convexes ou concaves dont vous faites habituellement usage; car vous n'ignorez pas qu'il est possible de grossir ou de diminuer le diamètre des objets en faisant usage de tel ou tel verre convexe ou concave.

Je suis conduit, à propos des lésions de la rétine, à vous parler de l'*amaurose albuminurique*, dont, grâce à l'ophthalmoscope, l'histoire est aujourd'hui assez complète. — On avait observé, à une époque déjà très reculée, le développement de la cécité dans certaines formes d'hydropisie; mais, à partir des travaux de Bright (1836), on s'occupa avec plus de soin de cette espèce d'amaurose, et on finit par en faire une des manifestations symptomatologiques de la néphrite albumineuse. C'est surtout depuis la publication du Mémoire de M. Landouzy (1) que l'attention des médecins a été particulièrement appelée sur ce phénomène morbide. Mais on resta longtemps sans se rendre compte de la nature de l'amaurose albuminurique. Les découvertes faites avec l'ophthalmoscope devaient provoquer un nouvel et très sérieux examen de cette question, et nous possédons maintenant quelques bons travaux sur l'anatomie pathologique de l'amaurose albuminurique. C'est un travail de M. Turk (2), publié en 1850, qui ouvre la voie à ces recherches continuées dans ces dernières années par Heyman (3), Stellwag von Carion (4), Virchow (5), Wagner (6), Henri Muller (7), en Allemagne, et par M. Lécorché, en France (8).

Avant l'application de l'ophthalmoscope au diagnostic de l'amaurose albuminurique, on était assez porté à admettre que cette affection tenait à quelque trouble nerveux indéfinissable. M. Landouzy voyait même dans ce symptôme quelque chose qui tendait à faire considérer la néphrite albumineuse comme le résultat d'une altération du système ganglionnaire.

Ces hypothèses sans fondement n'ont point résisté à l'examen de l'œil par l'ohthalmoscope et aux recherches

(1) De la coexistence de l'amaurose et de la néphrite albumineuse. (*Gaz. Méd.* 1849-1850).

(2) Zeitschrift der Gesellschaft der Aerzte zu Wien 1850, p. 4.

(3) Ueber Amaurose bei Brightischer Krankheit und Fettdegeneration der Netzhaut (sur l'amaurose dans la maladie de Brigt et la dégénérescence graisseuse de la rétine). (*Arch. für Ophthalmologie* 1856, t. ii. p. 137).

(4) *Ophthalmologie* 1856, t. ii p. 617.

(5) Zur pathologischen Anatomie der Netzhaut und der Sehnerven. (*Arch. für pathol. Anat.* 1856).

(6) Ueber Amblyopie und Amaurose bei Brightcher Nierenkrankheit, (*Archiv. für pathol. Anat.* 1857)

(7) Ueber Veranderungen an der Choroïdea bei Morbus Brighti (*In Verhandl. der Würzb. phys. med. gesell.* 1856, vol. vii).

(8) De l'altération de la vision dans la nephrite albumineuse. (*Thèse de Paris*, n⁰ 15⁰, 1858).

microscopiques sur les altérations de la rétine. Car, dans le plus grand nombre des cas, on a trouvé, sur le vivant comme sur le cadavre, de très notables altérations de la membrane nerveuse. Il faut cependant faire quelques réserves pour certains cas, où l'on n'a vu aucun trouble matériel de la rétine. — Il serait dès lors possible d'admettre avec un médecin distingué des hôpitaux, M. Charcot (1), deux formes distinctes de l'amaurose albuminurique, l'une à début insensible, à marche lente, sans phénomènes nerveux concomitants, l'autre à manifestations brusques, à développement rapide et souvent accompagnée de phantasmes lumineux, de vertiges, de bourdonnements d'oreilles. La première fait des progrès lents, mais ne rétrograde guère ; l'autre amène en un jour une cécité complète, mais disparaît avec la même rapidité.

On peut dès lors se demander si la première forme d'amaurose ne serait pas due aux profondes lésions de la rétine dont je vais vous parler, tandis que la seconde proviendrait de quelque œdème partiel, mobile, fugace, comme on en voit souvent dans la maladie de Bright. Mais, quoi qu'il en soit de cette supposition, rien n'est aujourd'hui plus facile à découvrir que certaines lésions de la rétine dans un assez grand nombre d'amauroses albuminuriques.

Ces lésions à formes multiples se rattachent toutes à un changement remarquable dans la nutrition de la rétine, qui subit la métamorphose graisseuse. Mais je dois, à propos de ce fait, vous rappeler que les transformations graisseuses sont un fait très fréquent dans la maladie de Bright. Des granulations graisseuses se déposent dans le rein, le poumon, dans certains muscles, et finissent par modifier profondément la structure de ces tissus. Ainsi l'altération

(1) De l'Amblyopie et de l'Amaurose albuminuriques (*Gaz. hebdomadaire*, 26 février 1858).

graisseuse de la rétine ne sera pas un fait exceptionnel dans ce cas.

L'amaurose albuminurique, à son début, consiste d'abord en une hyperémie de la rétine, et surtout de la papille à la surface de laquelle on peut même distinguer les battements spontanés des artères. Bientôt après on découvre un léger trouble blanchâtre opalin dans la profondeur de l'œil. Ce trouble marche du pourtour de la papille dans la direction de l'*ora serrata;* mais il est encore si léger qu'on découvre à travers lui les couches plus profondes de la choroïde.

Plus tard, par les progrès du mal, le fond de l'œil devient de plus en plus trouble et la papille peut même disparaître totalement sous l'exsudat qui la recouvre. Les vaisseaux qui sortent du centre papillaire ne sont plus dilatés, mais au contraire très notablement diminués de volume. Quelques–uns même semblent oblitérés, ce qu'on reconnaît à un changement dans leur coloration. Sur le fond trouble de la surface rétinienne, on distingue très nettement (*pl*, **11**, *fig.* 7) de petites plaques ecchymotiques *c* et des taches jaunâtres *b*, d'aspect brillant, très nettement circonscrites, et qui font même un léger relief à la surface de la rétine. Ces taches et ces ecchymoses sont le plus souvent disposées en groupes qui forment parfois une zone autour de la papille. C'est sur le trajet des vaisseaux que ces plaques ecchymotiques et ces taches jaunâtres sont le plus nombreuses.

La terminaison si souvent fatale de la maladie de Bright a permis de déterminer exactement le siége de ces lésions multiples, et tout le monde s'accorde aujourd'hui à reconnaître qu'elles ont pour siége la rétine. — On a pu même s'assurer à l'aide de coupes et d'examens micrographiques multipliés que l'altération n'existait pas primitivement dans la couche des bâtonnets ni dans la couche granuleuse interne, mais bien dans la couche des cellules nerveuses.

Ces cellules subissent la métamorphose graisseuse, et, par

l'examen micrographique, on en voit à tous les degrés de cette remarquable transformation. Quelquefois, la cellule est entièrement remplie de granulations de graisse et a perdu tout caractère particulier; dans d'autres cas, le noyau de la cellule est seul envahi par la dégénérescence graisseuse; enfin, on remarque ici tous les degrés possibles de l'altération. — C'est au niveau des taches jaunes que vous rencontrerez les lésions les plus marquées; mais, dans tous les points de la rétine devenus légèrement troubles, les cellules nerveuses sont plus ou moins chargées de graisse; enfin, à mesure que la maladie fait des progrès, on trouve des granulations graisseuses dans l'intervalle des cellules, sur divers points de la rétine, entre les fibres nerveuses et dans la couche granuleuse interne.

Les taches ecchymotiques sont formées par des agrégats de globules sanguins, sortis des vaisseaux qui sont parfois variqueux, déformés, infiltrés aussi de granulations graisseuses. Ces globules changent là comme ailleurs, deviennent granuleux, et à leur place on trouve des plaques blanchâtres. On voit aussi à côté des ecchymoses des tâches blanches qui augmentent la consistance et l'épaisseur de la rétine. M. Lécorché, qui les a décrites avec soin dans sa thèse, n'y mentionne point d'éléments graisseux, mais des plaques sans structure de forme rhomboïdale, sorte de cristaux qui résistent aux acides et aux alcalis.

De toutes les recherches entreprises dans ces dernières années sur la nature de l'amaurose albuminurique, il résulte que ce trouble visuel, dans un certain nombre de cas, est dû à la métamorphose graisseuse de la couche des cellules nerveuses de la rétine. Mais, en réfléchissant au développement et à la persistance de cette lésion, il faut admettre que cette condition anatomique ne peut suffire à expliquer les cas où l'amaurose débute brusquement et disparaît de même pour reparaître encore. La métamorphose graisseuse semble au contraire être la lésion dominante dans les cas où la cécité augmente chaque jour et lentement, sans retours brusques à une vision plus nette.

L'amaurose albuminurique souvent n'a pas d'autres caractères anatomiques; mais, dans quelques cas, la choroïde est altérée consécutivement. On y voit des plaques blanches formées par la macération et la disparition du pigment, des taches noires dues à des accumulations anomales de grains pigmentaires, de petites ecchymoses, des exsudats, des adhérences avec la rétine, toutes lésions que je vous ai déjà fait connaître en parlant des altérations de la choroïde.

Voilà donc, Messieurs, une forme d'amaurose dont l'ophthalmoscope a complété l'histoire, et je ne peux pas prendre d'exemple plus saisissant pour vous montrer l'utilité des examens de l'œil avec cet instrument. Nous connaissions bien par les travaux de M. Landouzy la symptomatologie de l'amaurose albuminurique, l'instrument d'Helmholtz nous en fait faire sur le vivant l'anatomie pathologique et nous permet de bien comprendre les différentes formes de cette affection. Ce sont là, d'ailleurs, des altérations d'une physionomie si particulière, qu'elles mettent de suite sur la voie de l'albuminurie lorsqu'elle n'a point été tout d'abord soupçonnée (1).

Je vais vous entretenir maintenant d'une lésion de la rétine qu'il est possible de reconnaître à l'œil nu, mais dont

(1) Depuis que cès leçons ont été faites j'ai vu dans le service de M. Lenoir que je remplace à l'hôpital Necker, un cas pleinement confirmatif de cette assertion. Je vais rappeler sommairement les principales circonstances de ce fait si instructif: un homme âgé de trente deux ans, peintre en bâtiments, vint me consulter le 4 décembre 1858, pour une cécité rapidement développée. Il me raconta que, depuis six mois environ, il éprouvait des troubles visuels pendant lesquels les objets lui paraissaient fort peu distincts; mais depuis huit jours seulement sa vue avait considérablement diminué et il était dans l'impossibilté de se livrer à aucun travail. Les pupilles étaient légèrement dilatées et peu sensibles à la lumière, mais les milieux de l'œil restaient parfaitement transparents Je dilatai de suite les pupilles avec une solution de sulfate neutre d'atropine et j'examinai l'œil avec l'ophthalmoscope. La surface réti-

les détails échappent à celui qui ne fait point usage des ophthalmoscopes, je veux parler du *décollement de la rétine* par quelque exsudat séreux ou sanguin.

C'est une maladie qui débute en général assez brusquement, et qui s'annonce par un nuage obscur dans le champ visuel. Mais ce nuage a cela de particulier, qu'il coupe la vision des objets par le milieu et en masque le plus souvent la moitié supérieure. La ligne de séparation du champ visuel et du champ aveugle est représentée par un bord convexe.

Les objets n'apparaissent point avec la netteté habituelle; ils sont tremblotants, colorés, et quand l'affection a duré déjà depuis quelque temps, le malade n'aperçoit plus la tache noire, mais sa vue a très notablement diminué.

On a vu dans quelques cas légers l'exsudat séreux se résorber et la maladie guérir. Mais trop souvent à la lésion primitive s'ajoutent des ecchymoses, des exsudats sur la rétine, sur la choroïde, dans le corps vitré, une cataracte, et le malade, au bout d'un temps variable, finit par devenir complétement aveugle. Il y a du reste de très grandes variations dans le champ visuel, suivant la position du malade, l'étendue et la nature de l'épanchement.

On peut, à l'œil nu, dans les cas de décollement étendu de la rétine, reconnaître derrière le cristallin une masse jaunâtre à plis transversaux, qui se déplace et flotte dans les moindres mouvements de la tête. Sur cette bosse allongée

---

nienne était abondamment semée de taches arrondies, jaunâtres, disposées par groupes et de petites plaques ecchymotiques, surtout au bord des vaisseaux. Ces lésions me parurent tellement caractéristiques d'une des formes de l'amaurose albuminurique, que je songeai de suite à la maladie de Bright, et dirigeai mon examen de ce côté. Cet homme me raconta que depuis plusieurs mois sa santé s'altérait, mais qu'il n'avait jamais eu aucune partie du corps gonflée; je fis de suite uriner ce malade, et bientôt un abondant précipité d'albumine, obtenu par l'acide azotique, vint me confirmer dans ma première pensée et me démontrer que certaines lésions de l'amaurose albuminurique sont assez spécifiques pour conduire au diagnostic de l'affection plus générale qui leur a donné naissance.

transversalement on voit courir des lignes noires qui indiquent les parties non décollées de la rétine.

Avec l'ophthalmoscope, on saisit mieux les détails de cette masse flottante (planche II, fig. 7 *d d*); on y découvre des vaisseaux flexueux assez gros, qu'on peut suivre avec une grande facilité, et qui sont les vaisseaux de la rétine soulevés par l'hydropisie sous-rétinienne. Le plus ordinairement la masse soulevée de la rétine est formée par un seul mamelon; dans d'autres cas elle est étranglée en son milieu par un vaisseau qui n'a pas cédé au soulèvement, et présente alors deux saillies séparées par un sillon, dans lequel se voit un vaisseau rouge.

On distingue quelquefois assez bien quelle est la nature du liquide qui a décollé la rétine. S'il s'agit de sang, la partie soulevée est d'un brun sombre, mais s'il n'y a que de la sérosité, on peut apercevoir à travers elle la choroïde sous-jacente. Enfin, dans un cas où ce sérum contenait de la cholestérine, il a été possible de reconnaître la présence des paillettes cholestériques.

Vous pourrez, Messieurs, en renouvelant souvent l'examen ophthalmoscopique, suivre les différentes phases de la maladie, et dans les cas d'ailleurs fort rares où l'on obtient la guérison, constater la résorption graduelle du liquide et le recollement de la rétine.

En résumé, Messieurs, l'ophthalmoscope n'est pas absolument nécessaire pour assurer le diagnostic des décollements considérables de la rétine, mais il est surtout précieux en ce qu'il montre parfaitement l'état des parties, la nature du liquide épanché et la marche de la maladie.

On peut aussi se passer de l'ophthalmoscope pour reconnaître l'*encéphaloïde de la rétine*, surtout lorsque la tumeur a acquis un notable volume. Mais au début de la maladie, l'éclairage artificiel de l'œil est très précieux: car, dans la première période du mal, on ne voit rien ni dans les membranes externes ni dans l'iris, et à l'exception de certains troubles visuels, quelquefois d'un peu d'héméralopie ou de quelque défaut dans la mobilité de la pupille, on ne s'aperçoit de rien d'anomal. Plus tard, on découvre dans le fond de l'œil quelque chose de brillant, une plaque nacrée chatoyante, qui augmente peu à peu, végète et finit par remplir complétement le bulbe.

L'examen par l'ophthalmoscope vous fera saisir les moindres détails de la tumeur. On aperçoit au fond de l'œil la saillie immobile, granuleuse, à reflets variés, tels qu'on les a déjà distingués à l'œil nu.

En vous parlant à l'instant des décollements de la rétine, je vous ai seulement entretenus de ceux qui sont produits par de la sérosité ou par du sang ; mais la rétine peut aussi être décollée par des Cysticerques qui se développent entre elle et la choroïde.

Vous connaissez déjà les Cysticerques du corps vitré. Mais après avoir acquis une certaine habitude de l'examen de l'œil par l'ophthalmoscope, vous pourrez, dans certains cas, assigner un autre siége à ces vers vésiculaires. C'est sous la rétine que vous les rencontrerez. Les malades atteints de cette singulière lésion éprouvent d'abord une certaine diminution dans le champ visuel, au milieu duquel ils aperçoivent une tache noire, arrondie. Au bout d'un temps variable, la vision devient de plus en plus confuse pour disparaître même entièrement, lorsque par le séjour prolongé du ver la rétine se décolle de la choroïde et devient le siége d'une phlegmasie exsudative incurable.

L'éclairage artificiel du fond de l'œil ne fait pas découvrir le Cysticerque aussi facilement que si l'animal s'était développé dans le corps vitré. Cependant, avec une forte dilatation de la pupille et un examen minutieux, on découvre dans quelque coin du fond de l'œil une masse arrondie, globulaire ou piriforme, de laquelle part un col plus ou moins allongé.—Cette masse occupe indifféremment tous les points du fond de l'œil et est recouverte par la rétine, car on voit des vaisseaux plus ou moins volumineux passer au devant du Cysticerque. On trouve aussi dans le corps vitré des points bruns fins et flottants, qui cachent un peu le ver vésiculaire et commandent un examen très approfondi pour le bien découvrir.

En prolongeant dans ces cas l'examen ophthalmoscopique, on arrive à distinguer des déplacements et quelques mouvements ondulatoires dans le corps ou dans le cou du Cysticerque. Alors le doute n'est plus permis.

Au bout d'un temps variable, quelquefois très long, on voit la poche vésiculaire, d'abord dilatée, revenir peu à peu sur elle-même et finir par s'affaisser; le Cysticerque a péri. Mais malheureusement les individus atteints de Cysticerque sous la rétine ne recouvrent pas, après l'affaissement de la vésicule et la mort du ver, la vision qu'ils avaient perdue par le développement de ce parasite et des lésions concomitantes.

Je n'insisterai pas plus longtemps sur cette singulière affection, dont le diagnostic est une conquête de l'ophthalmoscope, et je renvoie ceux d'entre vous qui voudront faire plus amplement connaissance avec elle aux observations de Cysticerques intrà-oculaires, que M. de Graëfe a successivement publiées dans différents numéros de ses *Archiv. für ophthalmologie*; mais je ne veux point quitter ce sujet sans vous rappeler que la condition essentielle pour affirmer la présence du Cysticerque sous la rétine, c'est la position des vaisseaux rétiniens au-devant de la poche morbide. La constatation de ce fait n'aura pour vous rien de difficile, car nous découvrons aujourd'hui avec l'ophthalmoscope des détails d'une ténuité et d'une exactitude autrement grandes.

On a trouvé d'autres helminthes dans l'œil humain et dans celui de quelques animaux. Chez ces derniers, on a pu quelquefois découvrir ces vers sur le vivant; mais c'est

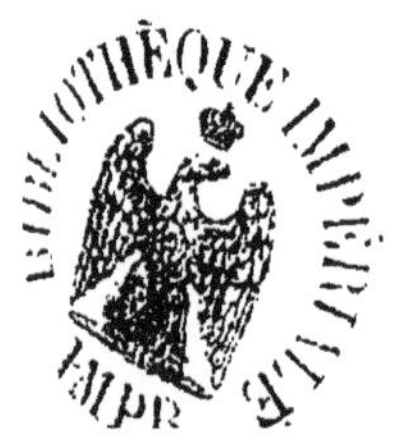

seulement l'examen anatomique qui a révélé ces faits chez l'homme. Ainsi les espèces de Filaires constatées par Nordmann et Gescheidt dans des cristallins affectés de cataracte, l'Échinocoque vu par Gescheidt entre le cristallin et la choroïde, les Monostomes et les Distomes signalés dans d'autres cas sont des faits cadavériques et antérieurs à la découverte d'Helmholtz. Mais l'ophthalmoscope conduirait ici, comme dans le cas de Cysticerques, à un diagnostic rapide.

Si vous voulez prendre connaissance de ces faits intéressants, consultez les travaux insérés par M. Rayer dans ces *Archives de médecine comparée*, trop tôt interrompues par notre illustre maître, et où il a rassemblé tant de faits importants.

SIXIÈME LEÇON.

Messieurs,

J'ai voulu réserver pour la fin de ces leçons l'histoire
d'une affection qui paraît ne se localiser dans aucune des
membranes de l'œil, et dont la nature a jusqu'à ces derniers
temps échappé aux investigations les mieux dirigées. Je veux
parler du glaucôme. Vous connaissez sans doute sous ce
nom une forme d'amaurose caractérisée par une coloration
verdâtre du fond de l'œil, et dont le développement est
marqué par une ou plusieurs attaques d'origine inflammatoire. Mais jusqu'aux récents travaux de M. de Graefe on ne
se faisait pas, selon moi, une idée exacte du développement
de cette maladie, et l'on ne savait à quoi rattacher les nombreux phénomènes morbides qu'elle nous présente. Aujour-

d'hui un coin du voile qui a caché longtemps la nature du glaucôme me paraît enfin levé, et nous pouvons donner à tous les symptômes de cette maladie une origine commune.

Je veux essayer de reproduire aujourd'hui devant vous la physionomie du glaucôme, telle que l'ont faite les plus récents travaux des investigateurs qui ont abordé ce sujet difficile à l'aide de l'ophthalmoscope et du scalpel. J'ai souvent controlé l'exactitude de leurs assertions, et pleinement convaincu de la doctrine émise par M. de Graefe, je m'en servirai pour me guider dans cette exposition.

Mais, pour ne point vous donner ici d'opinions préconçues, je vais vous exposer l'histoire de la maladie avant de chercher à en expliquer la nature. Je choisirai pour cela la forme aigüe du glaucôme, cár pour bien comprendre la nature d'une affection de l'œil, il faut l'étudier dans sa forme élémentaire en dehors des complications qui en masquent plus tard le caractère. Cependant je dois de suite vous dire que le glaucôme a une *marche aigüe* et une *marche chronique*, que souvent même les deux formes se combinent, et qu'il n'est pas rare de voir une attaque aiguë de glaucôme se montrer au milieu de la forme chronique. Mais revenons au cas que nous avons d'abord supposé.

Les individus atteints de glaucôme aigu éprouvent dans la période prodromique de cette maladie une presbyopie assez marquée, quelques impressions lumineuses subjectives, une légère névralgie ciliaire et une certaine confusion dans les images qui paraissent comme entourées d'un brouillard. Dans quelques cas le malade est tourmenté par ces accidents du côté de la vue longtemps avant que l'affection prenne son entier développement; dans d'autres cas tout marche rapidement, et en quelques jours, ou en quelques semaines, le patient a presqu'entièrement perdu l'œil.

Quand le glaucôme aigu est dans son entier développement, on constate un ensemble de lésions matérielles et des troubles physiologiques qu'il nous faut maintenant apprécier avec soin. La pupille est dilatée et immobile, la sensibilité de la cornée est abolie ou notablement diminuée, la chambre antérieure a subi un effacement considérable, le fond de l'œil a changé de couleur; le globe oculaire est plus dur qu'à l'état normal, la circulation des veines sous-conjonctivales est modifiée, et l'ophthalmoscope révèle aussi certaines altérations à la surface rétinienne.

La dilatation et l'immobilité de la pupille n'ont pas ici, le même caractère que dans d'autres formes d'amauroses. Ainsi cette pupille ne change pas lorsque la lumière vient frapper l'œil sain ; mais si, dans un but thérapeutique, on vient à pratiquer la ponction de la cornée et à évacuer l'humeur aqueuse, l'iris reprend ses mouvements de contraction et la pupille cesse d'être aussi dilatée. Il y a là un fait qui établit que la dilatation et l'immobilité de la pupille sont dues à la compression que subissent les nerfs ciliaires, à une iridoplégie; et la confirmation de cette doctrine ne tarde point à être donnée par la reproduction rapide et souvent excessive de l'humeur aqueuse. Car le retour de la pression intra-oculaire est promptement suivi de la rétraction et de l'immobilité de l'iris.

Un autre signe non moins significatif du glaucôme c'est l'anesthésie de la cornée. Vous savez tous combien est vive la sensibilité de cette membrane sur un œil sain ; le contact du plus léger corps étranger fait clore les paupières et fuir l'œil. Touchez maintenant la cornée d'un œil glaucomateux avec un bout de papier, le malade le sentira à peine, car les nerfs de cette partie sont également paralysés et ne perçoivent pas le contact du corps étranger.

Ponctionnez alors la cornée, donnez issue à l'humeur aqueuse et la sensibilité de cette membrane reparaîtra bientôt pour s'éteindre de nouveau si le liquide se reproduit vite et comprime le globe.

La chambre antérieure dont il est possible de bien apprécier l'étendue en examinant l'œil obliquement s'efface d'une façon presque complète dans un très grand nombre de glaucômes aigus l'iris est repoussé en avant et fait de ce côté une voussure telle qu'il peut venir se placer très près de la face postérieure de la cornée. La convexité de cette membrane diminue aussi par cette sorte de compression de dedans en dehors, sa courbure se rapproche de plus en plus de celle de la sclérotique. Il est possible, en comparant la grandeur de deux images réfléchies sur chaque cornée, d'estimer le degré comparatif de leur courbure.

Il importe toutefois de remarquer ici que l'effacement de la chambre antérieure peut ne pas exister si, sous une influence que nous apprécierons plus loin, il s'est produit dans ce milieu de l'œil une hypersécrétion de liquide. Vous constaterez facilement l'une et l'autre disposition en regardant de profil un œil atteint de glaucôme.

La dureté du globe, conséquence d'une compression des membranes de dedans en dehors, peut être facilement appréciée par la palpation avec l'extrémité du doigt, surtout en comparant à ce point de vue l'œil sain avec l'œil glaucomateux. Ce dernier présente en général toute la résistance d'une bille de marbre.

Vous observerez dans le glaucôme une modification remarquable dans la circulation de quelques vaisseaux situés sous la conjonctive. C'est une dilatation des veines ciliaires qui paraît en rapport avec la pression intra-oculaire exagérée. Il se passe là quelque chose d'analogue à ce qu'on observe lorsque la circulation profonde d'un membre est empêchée. Les vaisseaux dilatés, tortueux, anastomosés en anses, forment autour de la cornée un cercle bleuâtre auquel on avait naguère donné le nom de cercle arthritique, parce qu'on en faisait le caractère d'une phlegmasie de l'œil liée à l'arthritis. Enfin, à ces divers phénomènes morbides s'ajoutent surtout des névralgies intra-orbitaires et péri-orbitaires que la ponction de la cornée fait également disparaître. Cette ponction est un excellent moyen palliatif, et, dans quelques cas, elle peut, en éloignant le retour des accidents, assurer presque la guérison.

Voilà, Messieurs, l'expression symptomatologique la plus vraie du glaucôme aigu, et, si vous avez suivi l'exposition que je viens de faire, vous en conclurez avec moi que le fait dominant dans cette maladie, c'est une pression intra-oculaire plus ou moins forte dont nous chercherons bientôt à connaître la cause.

Voyons maintenant à quoi nous a servi l'ophthalmoscope dans l'étude de cette affection? Il est venu nous fournir un certain nombre de signes qui concordent très bien avec ce que nous avons découvert à l'œil nu et qui trahissent la même influence étiologique dans la production du glaucôme. Ces signes sont au nombre de trois : A, un battement spontané des artères; B, une déformation de la papille; et C, un déplacement des vaisseaux qui en sortent.

A. Vous voyez que parfois, en examinant la papille d'un œil normal, surtout chez un individu qui vient de faire une course rapide, on observe des changements successifs dans le calibre des veines rétiniennes, mais ces battements n'existent pas dans les artères. Vous savez aussi qu'on peut provoquer artificiellement des pulsations dans les artères rétiniennes en exerçant une légère pression sur le globe. Si vous comprimez légèrement un œil sain, où l'on ne découvre aucune pulsation, vous verrez les veines de la rétine se gonfler, et vous y constaterez des battements qui augmenteront en force à mesure que l'on comprimera davantage. Bientôt les pulsations se montrent aussi dans les artères. Puis, à mesure que vous comprimez, la vision s'éteint. Le sujet de l'expérience éprouve d'abord un obscurcissement léger de la vue, puis des chromopsies, et enfin une cécité absolue. Dès qu'on cesse la compression, la vue revient aussitôt, et les battements disparaissent.

Dans le glaucôme aigu, les battements artériels sont spontanés. On crut d'abord qu'ils étaient dus à quelque oblitération de l'artère par un caillot, et qu'il se passait là quelque chose d'analogue à ce qu'on observe à l'extrémité d'une artère liée et coupée là où le choc du sang contre l'obstacle imprime un certain mouvement au tube artériel. Ce fut la première idée de M. Graefe, et il y fut amené par l'observation des embolies qu'on rencontre assez souvent dans les artères qui ont subi la métamorphose granulograisseuse.

Mais, en rapprochant l'expérience sur la pression de l'œil des signes déjà mentionnés du glaucôme, et en se rappelant que les battements spontanés des artères disparaissent momentanément après la ponction de la cornée, cette opinion n'était plus soutenable, et il était facile de rattacher ce symptôme à une pression intra-oculaire exagérée.

B. Je viens de mentionner dans le glaucôme une certaine déformation de la papille, mais je dois vous prévenir d'abord que cette déformation n'existe pas au début des accidents. C'est, en général, après plusieurs attaques de glaucôme qu'on observe ce changement remarquable dans la forme de cette partie, changement que M. Jaeger a signalé le premier mais qu'il attribuait à tort, selon nous, à une saillie du nerf optique.

On a reconnu aujourd'hui que cette prétendue convexité de la papille n'était qu'une illusion d'optique. En étudiant mieux cette particularité intéressante, on a vu qu'il s'agissait d'une concavité, et l'anatomie pathologique est venue

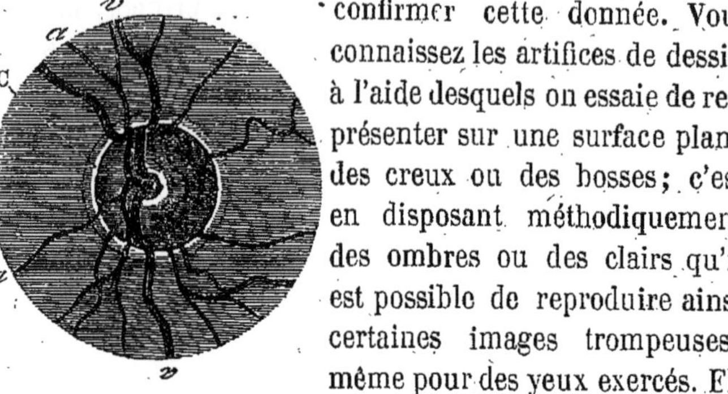

confirmer cette donnée. Vous connaissez les artifices de dessin à l'aide desquels on essaie de représenter sur une surface plane des creux ou des bosses; c'est en disposant méthodiquement des ombres ou des clairs qu'il est possible de reproduire ainsi certaines images trompeuses, même pour des yeux exercés. Eh bien ! Messieurs, il se produit ici quelque chose d'analogue à ces artifices du dessin. Les effets de lumière sont tels qu'ils font croire à une convexité là où en réalité il n'existe qu'une surface concave. C'est que le centre de la papille est plus éclairé que la zone externe et que celle-ci est à son tour circonscrite par un cercle clair, dû surtout à la disparition du pigment, là où le nerf optique perfore la choroïde.

Aujourd'hui nous admettons que la déformation de la papille dans le glaucôme consiste dans une dépression totale ou partielle qui fait subir aussi aux vaisseaux rétiniens un très remarquable changement de rapports.

c. Le déplacement des vaisseaux dans le glaucôme est encore un fait secondaire. Vous ne l'observerez jamais au début de la maladie ; il ne se montre en général qu'après plusieurs attaques de l'affection. C'est là un point important à établir, car il nous servira plus tard à bien apprécier l'origine si obscure du glaucôme.

Si vous examinez dans un glaucôme la disposition des vaisseaux rétiniens à la limite externe de la papille, vous les voyez disparaitre brusquement comme coupés nets ou terminés en crochet. C'est ce que démontre très bien la figure ci-dessus où l'on voit les artères a et les veines v se recourber parfaitement à la circonférence c de la papille. Ceux de ces vaisseaux, les veines surtout, qui pénètrent dans la papille au niveau de son bord ne reparaissent plus ; mais ceux qui entrent dans le centre du nerf optique sont de nouveau visibles après leur inflexion brusque. Il devient évident que les vaisseaux, à la limite externe de la papille, se sont infléchis en arrière ; et, durant leur trajet en ce sens, accolés à la concavité de la papille, il échappent à la vue.

C'est là, Messieurs, une disposition facile à comprendre, et vous la retrouverez assez facilement aux signes que je viens de vous indiquer. On peut, en grossissant les objets par le procédé de l'image droite, en les déplaçant systématiquement à l'aide de petits mouvements de va-et-vient, en variant enfin les artifices de l'observation, s'assurer de l'exactitude de tous ces détails. Mais il manquait jusqu'à ces derniers temps la confirmation anatomique de cette opinion sur la concavité de la papille. Aujourd'hui nous possédons la dissection d'un œil glaucomateux faite par M. H. Muller (1), et cet examen ne permet plus de douter que, dans certains cas, il se produit dans la papille une déformation identique à celle que l'ophthalmoscope seul nous a permis de supposer. Voici comment M. H. Muller a observé sur un œil glaucomateux l'entrée du nerf optique : elle formait un creux sur le bord duquel la rétine s'élevait à pic tout autour ; sa profondeur était d'un millimètre environ. Les branches des vaisseaux centraux de la rétine rampaient accolés aux parois abruptes de la concavité jusqu'à ce qu'ils eussent atteint le bord de la choroïde où la la rétine en dehors des vaisseaux était formée d'une certaine quantité de substance fibreuse.

Comparez, Messieurs, cette description à l'étude que nous

(1) *Archiv. für Ophthalmologie* ; vol. IV, pag. 363.

avons faite sur le vivant avec l'ophthalmoscope, et vous serez sans doute convaincus comme moi de leur parfaite concordance.

Je me suis efforcé, par l'exposé qui précède, de vous montrer le glaucôme dans son expression la plus franche, dans sa forme aiguë, et j'ai voulu de la sorte vous mettre en mesure d'apprécier la valeur des opinions émises sur la nature de cette singulière affection. Cette recherche n'est pas sans utilité ; car, dès que vous connaîtrez bien le caractère dominant du glaucôme, vous saurez lui appliquer une médication rationnelle et souvent apporter aux malades un soulagement immédiat. J'ajouterai de plus que ce n'est pas là une affection aussi rare que pourrait le faire supposer l'obscurité qui règne encore sur sa nature. Le glaucôme est une affection assez commune, trop souvent confondue à son origine avec d'autres variétés de l'ophthalmie, mais que vous trouverez assez fréquemment dans les salles d'hôpital lorsque votre attention se sera fixée sur ce point. Je parle ici du glaucôme aigu, à répétition ; car les amaurotiques atteints de glaucôme chronique avec cécité complète restent rarement dans les services hospitaliers que vous fréquentez et ne sont guère soumis à votre examen.

Avant l'invention de l'ophthalmoscope, on avait cherché à se rendre compte de la nature du glaucôme, et on avait émis à cet égard des hypothèses plus ou moins soutenables. Ainsi l'on a dit que le glaucôme était une affection du corps vitré. Mais le corps vitré n'est jamais primitivement malade ; il ne s'enflamme pas ; ses lésions sont toujours secondaires, nous ne pouvons donc pas admettre que c'est par lui que débute le glaucôme.

D'autres, avec Ph. Walter, ont soutenu que le glaucôme était une lésion inflammatoire de la rétine. Dans le plus grand nombre des amauroses oculaires, c'est sur le compte de la rétine qu'on a mis la perte de la vue. Mais cette doctrine n'est plus acceptable, depuis que l'ophthalmoscope nous a fait voir avec la plus grande netteté les moindres détails de la surface rétinienne.

L'opinion qui fait du glaucôme une affection de tout le globe oculaire exprime un fait exact si elle établit que peu à peu toutes les membranes de l'œil finissent par être atteintes, mais comme étiologie du glaucôme commençant, cette doctrine ne repose sur aucune base solide.

Il faut donc, procédant par élimination, se demander si le glaucôme ne serait pas plutôt une affection de la choroïde, une choroïdite ou mieux une irido-choroïdite, car l'iris est souvent induré, épaissi, enflammé dans le glaucôme. Cette opinion a besoin de quelques développements ; car, s'il s'agit d'une lésion de la choroïde, ce n'est pas de celles qui se caractérisent par des exsudats, par des plaques hémorrhagiques. Vous ne trouvez dans le glaucôme aigu aucune de ces lésions ; il faut donc admettre que l'irido-choroïdite glaucomateuse serait d'une autre nature et, en considérant bien la transparence des milieux de l'œil au début du glaucôme, je suis porté à supposer que nous avons affaire là à une infiltration diffuse du corps vitré et de l'humeur aqueuse par une sérosité qui augmente rapidement la pression intra-oculaire, comprime la rétine et produit tous les phénomènes consécutifs déjà mentionnés. Cette irido-choroïdite séreuse n'est point encore démontrée par l'examen anatomique, mais elle est des plus probables. Je dois ajouter maintenant que la démonstration de ce fait ne sera pas aussi facile qu'on le suppose ; car l'expérience a déjà appris que la choroïde, même au-dessous des exsudats, n'a point changé d'aspect ; elle conserve là son apparence normale. Que peut-on donc trouver lorsqu'il ne s'agit que de l'exsudation d'une sérosité primitivement transparente et incolore ? Rien de bien marqué sans doute. Vous avez du reste, en pathologie, des exemples assez nombreux de ces excrétions séreuses sans lésion matérielle; il suffit de vous citer les sécrétions séreuses qui se font à la surface des synoviales sans qu'on puisse y découvrir la moindre lésion.

L'hypothèse que nous émettons a été récemment développée avec un remarquable talent par M. de Graefe dans plusieurs travaux sur le glaucôme, et il suffit de passer en revue les principaux symptômes de cette affection pour s'assurer de leur parfaite harmonie avec l'idée d'une irido-choroïdite, qui, par une sécrétion séreuse, augmenterait la pression intra-oculaire.

C'est, Messieurs, une affection de nature inflammatoire, car il est facile de reconnaître, dans un grand nombre de cas, la phlegmasie franche de l'iris jointe à une phlegmasie plus profonde; d'autre part l'augmentation de la pression intra-oculaire ressort de tous les symptômes que nous avons énumérés. La dilatation et l'immobilité de la pupille, l'anesthésie de la cornée, sont la conséquence d'une compression exercée sur les nerfs ciliaires, et, par une ponction de la cornée, on fait cesser avec cette pression exagérée ces signes importants du glaucôme. La dureté du globe et la modification dans la circulation des veines sous-conjonctivales témoignent aussi en faveur de la pression intra-oculaire. Enfin, Messieurs, quand le liquide anomal s'accumule de préférence dans le corps vitré, il repousse l'iris en avant et efface la chambre antérieure. Mais si l'iritis domine dans cette irido-choroïdite séreuse, la chambre antérieure peut conserver son volume et se remplir d'une sérosité trouble.

La doctrine de M. de Graefe sur la nature du glaucôme concorde encore parfaitement avec les derniers résultats de l'observation ophthalmoscopique. Le pouls spontané des artères dans le glaucôme ressemble de la façon la plus frappante aux pulsations artérielles qu'on provoque en comprimant plus ou moins le globe oculaire; l'excavation de la papille s'explique très bien aussi par une pression intra-oculaire. En effet, Messieurs, le point du globe occupé par la papille du nerf optique est le plus faible, le moins capable, avec l'intégrité de la sclérotique, de résister à une forte pression venue du dedans. Il cède peu à peu et s'excave. Cela produit, il est facile de comprendre le déplacement que subissent les vaisseaux. A l'époque où l'on admettait dans le glaucôme une convexité de la papille, cette lésion échappait à toute explication rationnelle, mais aujourd'hui, une meilleure interprétation des faits n'amène plus un choquant désaccord sur un point capital de la symptomatologie du glaucôme.

En résumé, Messieurs, je tiens pour vraie la doctrine qui fait du glaucôme une irido-choroïdite avec une hypersécrétion de liquide dont la présence anomale amène tous les signes d'une pression intra-oculaire exagérée. Puis cette pression devient à son tour un fait dominant dans le développement du glaucôme, et c'est contre elle que le chirurgien devra lutter. Vous êtes ainsi amenés à comprendre l'heureuse influence de la ponction de la cornée sur la marche de la maladie et les résultats favorables obtenus par M. de Graefe à l'aide de l'iridectomie dans le traitement des irido-choroïdites glaucomateuses.

J'ai particulièrement insisté jusqu'alors sur la forme aiguë du glaucôme, sur ces irido-choroïdites à répétition qui, à chaque nouvelle attaque, détruisent peu à peu la vision; mais il arrive très fréquemment d'observer dans le glaucôme des phénomènes secondaires qui contribuent à l'abolition complète de la vue. Ce sont des exsudats, des ossifications ou des hémorrhagies rétiniennes.

Les exsudats peuvent se développer sur la rétine, entre elle et la choroïde, et prendre toutes les formes que vous connaissez déjà. Quant aux hémorrhagies rétiniennes, elles arrivent soit par altération des parois vasculaires, soit par la cessation brusque de la pression lorsqu'on vide la chambre antérieure dès qu'on pratique l'iridectomie.

Le glaucôme aigu peut par son seul développement abolir la vue ; mais les lésions consécutives dont je viens de parler achèvent promptement ce que la maladie première avait commencé.

Le glaucôme chronique est, avec une différence dans l'intensité des symptômes, la même affection que celle dont je viens de vous entretenir. Vous le reconnaîtrez aux mêmes caractères ; mais rappelez-vous que les signes nés de la pression intra-oculaire sont bien moins marqués, que les attaques inflammatoires sont moins vives, et que le fond de l'œil est souvent d'un examen difficile, à cause des exsudats nombreux qui se sont lentement produits dans le corps vitré. C'est aussi dans le glaucôme chronique qu'il existe un certain nombre de lésions secondaires qui masquent le caractère primitif de la maladie. De ce nombre est cette cataracte glaucomateuse qu'il faut bien se garder d'opérer. La terminaison du glaucôme chronique est souvent l'atrophie totale du globe.

J'ai tout à l'heure insisté sur l'excavation de la papille dans le glaucôme aigu, je dois maintenant vous signaler un fait exceptionnel, mal expliqué, et qui exige encore de nouvelles recherches, c'est la présence, dans certaines amauroses qui ne tiennent pas au glaucôme, d'une excavation papillaire analogue à ce qu'on observe dans cette dernière affection. Peut-être sont-ce là des cas de glaucôme incomplet ? peut-être avons-nous là une altération particulière, un ramollissement anomal de la papille ? Mais il faut s'abstenir ici de toute hypothèse et attendre que ces faits rares, exceptionnels, reçoivent d'une observation plus attentive une interprétation satisfaisante.

Messieurs, je terminerai ici ces leçons dans lesquelles j'ai essayé de vous présenter un tableau succinct des résultats fournis par l'ophthalmoscope dans le diagnostic des maladies de l'œil. Je n'ai certes point eu la prétention de vous faire en six séances un cours complet sur cette question ; j'ai voulu seulement vous donner d'une façon nette et sommaire les principales indications à l'aide desquelles vous pourrez rapidement découvrir les faits remarquables dont l'ophthalmoscope nous a révélé l'existence.

Ce précieux moyen d'exploration ouvre une ère nouvelle dans l'étude des maladies de l'œil ; grâce à lui, l'oculistique a agrandi son domaine d'une masse de faits utiles pour un diagnostic exact et pour une thérapeutique rationnelle. Si vous négligez l'emploi des miroirs oculaires, votre observation ne vous conduira souvent qu'à des résultats infidèles, et votre traitement ne reposera que sur de mauvaises bases. Combien de malades, par exemple, doivent à l'ophthalmoscope d'avoir échappé à un traitement cruel par les sétons, les cautères et les autres agents de la médication révulsive.

Mais après avoir développé devant vous les avantages de la découverte d'Helmholtz, permettez-moi, en terminant, de vous prémunir contre une fâcheuse tendance. L'ophthalmoscope, qui souvent conduit vite à un diagnostic rigoureux, ne doit pas faire oublier les autres moyens d'investigation et ne peut dispenser d'étudier avec soin la pathologie oculaire ; vous devez, au contraire, vous servir de cet instrument pour compléter vos examens faits à l'œil nu, et lorsque l'interrogatoire du malade vous aura déjà renseignés sur l'origine et le développement de son affection. Agir autrement vous conduirait à une pratique regrettable et vous placerait à côté de ces médecins qui voient toute la pathologie utérine au fond de leur spéculum. Gardez-vous de semblables exagérations ; elles ne servent point la science et elles honorent peu la profession.

EXPLICATION DES PLANCHES

PLANCHE II. *Fig.* 1. — Examen d'une surface rétinienne à l'état
normal; *a*, papille du nerf optique d'où sortent les artères et
les veines.

Fig. 2. — Cercle veineux autour de la papille chez le chien
(fig. empruntée à l'ouvrage de M. Van Trigt).

Fig. 3. — Examen de l'œil dans la cataracte commençante;
a, stries rayonnantes, circonférentielles; *b*, stries centrales
de la cataracte à trois branches au début; *c*, taches pigmentaires sur la capsule.

Fig. 4. — Cysticerque du corps vitré; son corps *b* recouvre
en partie la papille *a*, d'où sortent les vaisseaux.

Fig. 5. — Examen de la surface rétinienne dans la scléro-
choroïdite postérieure (œil gauche); *a*, tache blanche développée au côté externe de la papille; *b*, tache blanche en
forme de croisssant sur le bord interne; *c*, ligne demi-circulaire de pigment sur la demi-circonférence interne de la
papille.

Fig. 6, empruntée à l'atlas ophthalmologique de M. Ruete; *a*,
papille du nerf optique, infiltrée de sang; *b*, exsudat blanchâtre qui entoure la papille; tachés noirâtres pigmentaires
disséminées çà et là.

Fig. 7, destinée à démontrer les lésions de l'amaurose albuminurique et de l'hydropisie sous-rétinienne; *a*, papille circonscrite par un demi-cercle pigmentaire; *b*, taches graisseuses, arrondies, multiples dans la rétine des individus
atteints d'amaurose albuminurique; *c*, petites hémorrhagies au bord des vaisseaux; *dd*, partie inférieure de la rétine
décollée et soulevée. On voit sur cette saillie des vaisseaux
variqueux.

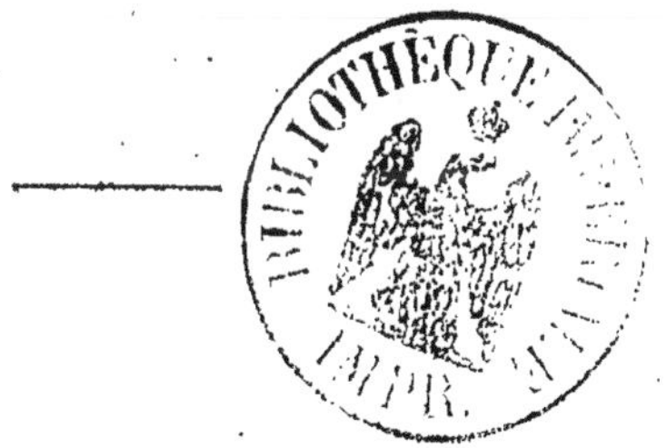

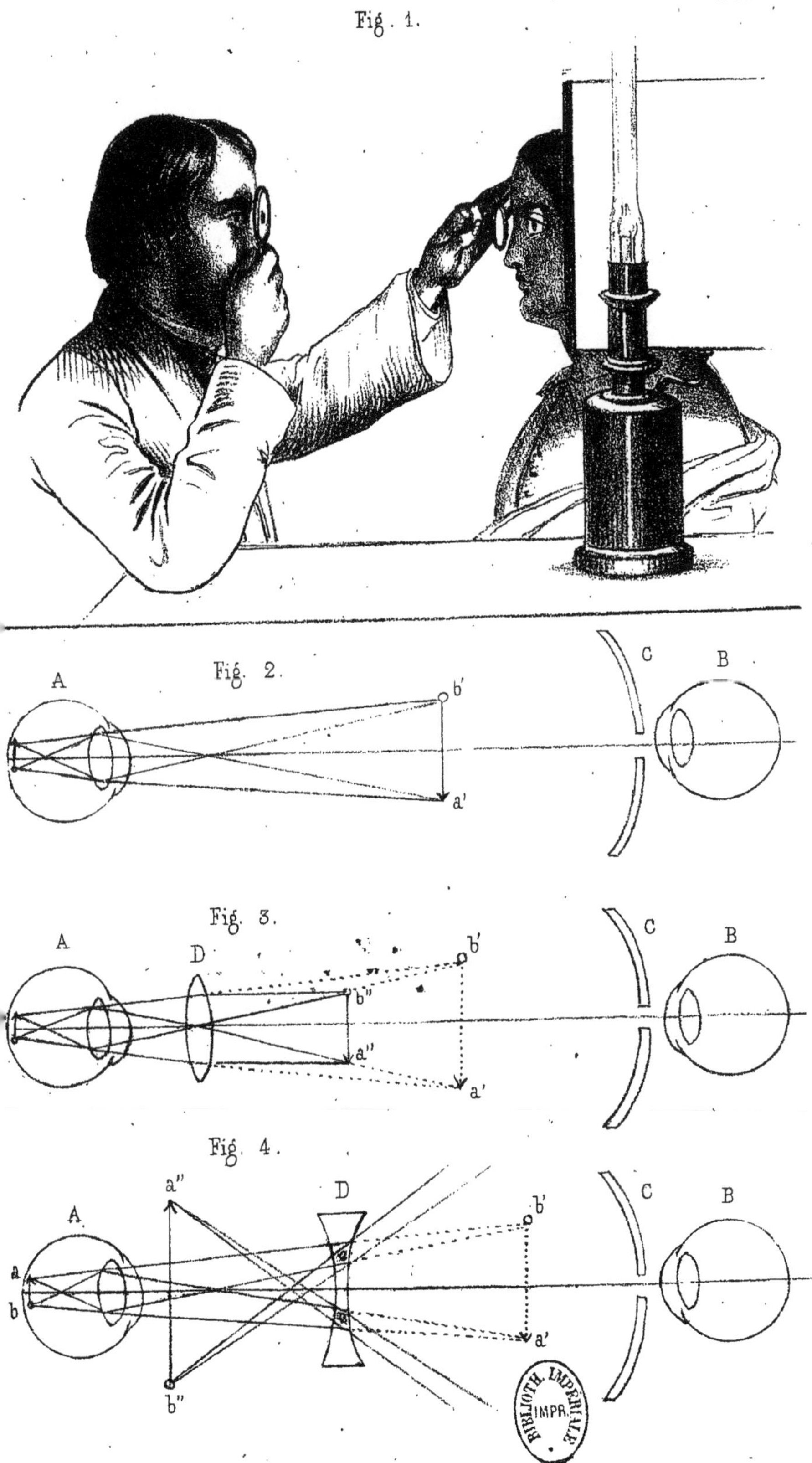
Fig . 1.
Fig. 2.
A
b'
C
B
a'
Fig. 3.
A
D
b'
b"
C
B
a"
a'
Fig. 4.
a"
D
b'
C
B
A
a
b
a'
b"

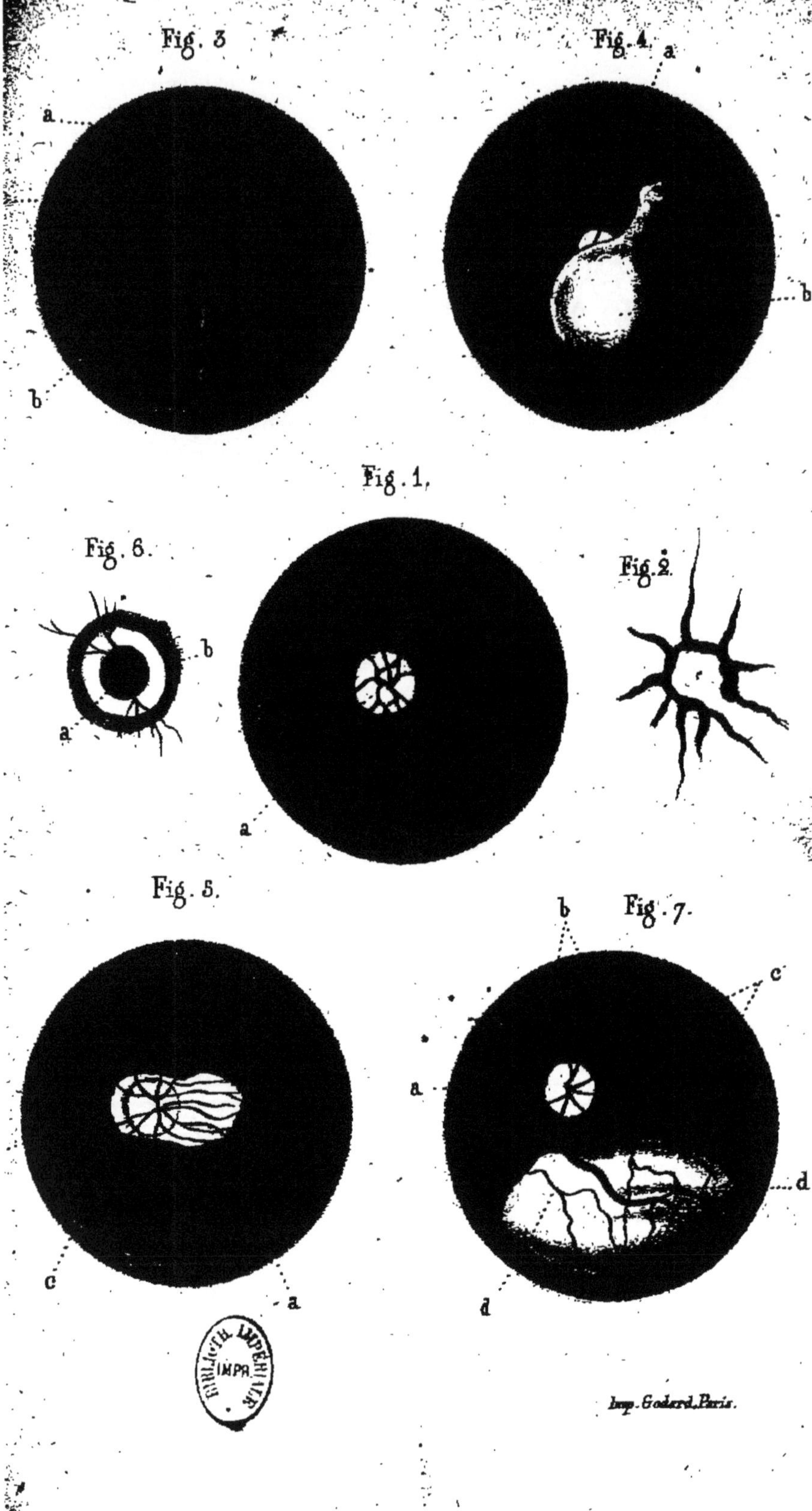

Fig. 3
a
b
Fig. 4
a
b
Fig. 1
Fig. 6.
b
a
Fig. 2.
a
Fig. 5.
c
a
Fig. 7.
b
c
a
d
d
Imp. Godard, Paris.

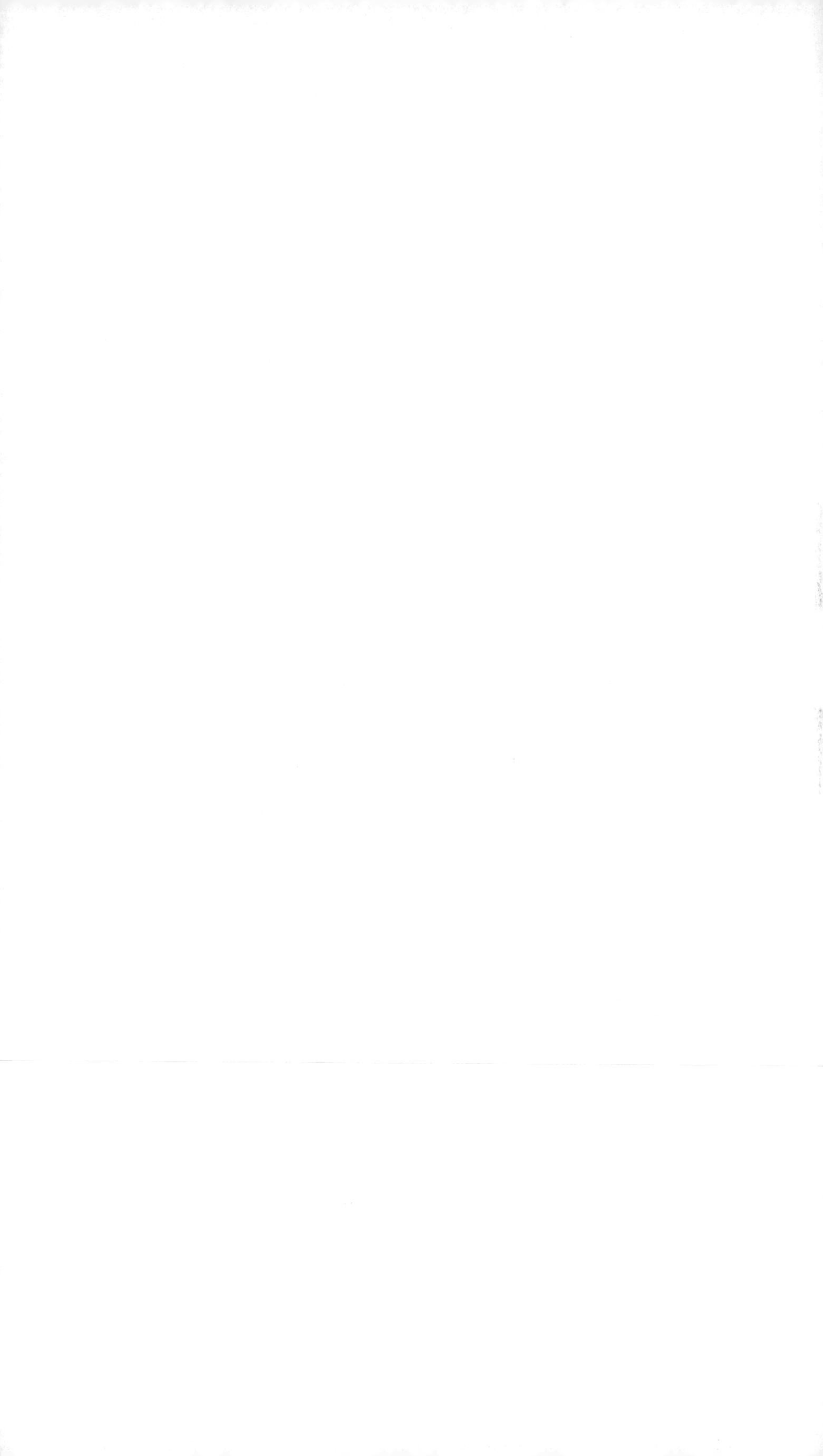

TABLE DES MATIÈRES

TROISIÈME LEÇON.

QUATRIÈME LEÇON.

CINQUIÈME LEÇON.

SIXIÈME LEÇON.

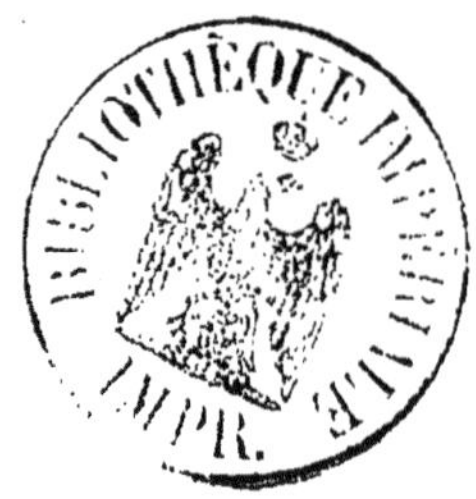

FIN DE LA TABLE.

Paris. — Imp. Félix Malteste et Cie, rue des Deux-Portes-Saint-Sauveur, 22.